Peter Mersch

Gesund abnehmen ohne Jojo-Effekt

Wie man sein Wunschgewicht dauerhaft hält

Bibliografische Information der Deutschen Bibliothek:
Die Deutsche Bibliothek verzeichnet diese Publikation in der
Deutschen Nationalbibliographie; detaillierte bibliographische Daten
sind im Internet über http://dnb.ddb.de abrufbar.

© 2018 Peter Mersch

3., korrigierte Auflage

Herstellung und Verlag: Books on Demand GmbH, Norderstedt

Printed in Germany

ISBN: 9783748137634

Inhaltsverzeichnis

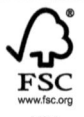

Zusammenfassung

Warum werden immer mehr Menschen übergewichtig? Warum scheitern so viele Diäten? Und warum kommt es dabei ganz häufig zum gefürchteten Jojo-Effekt?

Peter Mersch zeigt, dass dies vor allem an unserem Gehirn liegt, das unter der modernen Ernährungsweise, aber auch den meisten Diäten, ausschließlich aus Glukose Energie gewinnen kann. Da der menschliche Organismus aus Fett keine Glukose mehr erzeugen kann, sind die Energiereserven der Fettdepots für den Hauptenergieverbraucher des menschlichen Körpers – das Gehirn – dann nicht länger nutzbar.

Der Autor schließt seine Ausführungen mit einer Erläuterung verschiedener Maßnahmen, durch die man bei zahlreichen Diäten einem Jojo-Effekt entrinnen und sein Wunschgewicht langfristig halten kann.

Das Buch wendet sich insbesondere an Leser, die an den eher wissenschaftlichen Erläuterungen des Buchs „Wie Übergewicht entsteht … und wie man es wieder los wird" des gleichen Autors weniger interessiert sind.

1 An wen richtet sich dieses Buch?

Nehmen wir einmal an, Sie wollten eine größere Reise unternehmen, zum Beispiel nach China oder vielleicht sogar mit dem Rucksack durch ganz Südamerika. Wie gehen Sie vor?

Ganz einfach: Sie beginnen mit der Planung der Reise, das heißt, Sie bereiten sich darauf vor. Auf gar keinen Fall werden Sie gleich ins allererste Flugzeug springen, das Sie zum gewünschten Zielort bringen könnte.

Bei Diäten gelten ganz ähnliche Regeln. Denn bei Ernährungsumstellungen handelt es sich um einen schweren Eingriff in den Stoffwechsel und damit in den gesamten Organismus. Dies gilt selbst für Ernährungsprogramme, die sich – wie zum Beispiel LOGI – offiziell gar nicht als Diät, sondern als „dauerhafte Ernährungsweise" verstehen.

Ein solcher massiver Eingriff in den eigenen Körper will geplant sein. Auf gar keinen Fall sollten Sie eine Diät ohne jedes Wissen über die Funktionsweise des menschlichen Stoffwechsels und die Wirkungsweise des von Ihnen ausgewählten Diätprogramms starten. Bevor Sie loslegen, sollten Sie sich deshalb zunächst vorbereiten, und zwar genauso gründlich, wie Sie es bei einer größeren Reise tun würden, ansonsten dürfte Ihnen mit sehr großer Wahrscheinlichkeit das drohen, womit der größte Teil der Diätanwender ständig zu kämpfen hat: der berüchtigte Jojo-Effekt. Konkret besagt er: Die Pfunde, die Sie sich während der Diät mühsam abgehungert haben, werden Sie nach Diätende und bei halbwegs normaler Ernährung wieder genauso schnell drauf haben und oftmals dazu noch ein paar Pfunde mehr.

Dieses Phänomen nennt man den Jojo-Effekt. Wie er zustande kommt und wie er sich vermeiden lässt, werde ich im vorliegenden Buch eingehend erläutern.

Das Buch wendet sich deshalb an alle, die mit ihrer momentanen Figur unzufrieden sind und durch Diätmaßnahmen gerne ein paar Pfunde verlieren möchten. Dabei spielt es keine Rolle, ob Sie eine bestimmte Diät bereits begonnen haben oder noch damit schwanger gehen: Profitieren können Sie von den Ergebnissen und Vorschlägen des Buches in jedem Fall, denn Sie werden – wenn Sie meine sonstigen Bücher zum Thema nicht kennen – darin vermutlich etwas erfahren, was Sie noch in keinem anderen Diät- oder Ernährungsbuch gelesen haben.

Möglicherweise werden Sie sich jetzt fragen: Wieso sollte ausgerechnet in diesem Buch etwas Neues zum Thema Abnehmen stehen, das nicht einmal in den Publikationen von Ärzten, Stoffwechselexperten oder Ernährungswissenschaftlern zu finden ist?

Der Grund ist ein einfacher: Ich litt bis ca. Ende 30 unter chronischer Migräne, konnte mich dann aber durch eine rigorose Ernährungsumstellung selbst heilen. In der Folge entwickelte ich dazu eine eigene Migränetheorie, die auch die Grundlage der Erklärungen und Empfehlungen des vorliegenden Buches ist. Die von mir zu Migräne und zur Übergewichtsthematik verfassten, oftmals recht wissenschaftlich gehaltenen und nicht immer ganz einfach zu lesenden Bücher finden Sie im Literaturverzeichnis. Daneben betreibe ich mit www.miginfo.de seit dem Jahr 2005 eine der weltweit umfangreichsten Websites zum Thema Migräne.

Anders als die meisten Mediziner, Stoffwechselexperten und Ernährungswissenschaftler betrachte ich Übergewicht deshalb vor allem aus Sicht des Gehirns, wo sich auch die Migräne zeigt. Und wie ich noch darlegen werde, ist dort auch die eigentliche Hauptursache angesiedelt, warum Diäten ganz häufig scheitern und es immer wieder zum gefürchteten Jojo-Effekt kommt.

Daneben bin ich System- und Evolutionstheoretiker. Ich betrachte den Menschen gewissermaßen als ein per Evolution entstandenes lebendiges, Energie verarbeitendes System. Für die normale Schulmedizin ist dies ein eher ungewöhnlicher Ansatz, denn dort zerlegt man den Menschen gerne in kleinere Einzelteile (insbesondere in Organe), für die dann unterschiedliche Fachdisziplinen zuständig sind.

Manch einer wird an dieser Stelle fragen, warum es beim Übergewichtsthema überhaupt relevant sein soll, anzunehmen, dass der Mensch per Evolution – und nicht etwa durch Gottes Schöpfung – entstanden ist. Nun, Sie selbst dürfen natürlich glauben, was Sie wollen. Mir hilft eine solche Vorgehensweise, unplausible Thesen auszuschließen, zum Beispiel die von vielen Medizinern direkt oder indirekt getätigte Grundannahme (die im Laufe des Buches eine noch ganz entscheidende Rolle spielen wird), dass das menschliche Gehirn nur aus Glukose (= Zucker, Kohlenhydrate) Energie gewinnen kann. Man kann nämlich evolutionstheoretisch recht leicht zeigen, dass der Mensch mit einem solchen Gehirn nicht durch die

Altsteinzeit gekommen wäre, jedenfalls hätte sein Gehirn in dieser längsten Epoche der menschlichen Vorgeschichte dann nicht wachsen können.

Ich will Sie aber mit solchen Details nicht weiter langweilen. Viele meiner Bücher sind recht theoretisch gehalten. Meist bemühe ich mich darin sehr eingehend, meine Aussagen – die oftmals im Widerspruch zur Mehrheitsmeinung der zuständigen medizinischen Fachdisziplinen stehen – mithilfe der Fachliteratur (zum Beispiel den medizinischen Lehrbüchern) zu begründen. Damit möchte ich unter anderem zeigen, dass meine Aussagen nicht einfach nur so dahergesagt werden, sondern es tatsächlich sehr gute Gründe für sie gibt.

In diesem Buch verzichte ich fast ganz darauf. Wenn Sie penible medizinische Begründungen benötigen, um bis ins letzte Detail nachvollziehen zu können, ob dies auch tatsächlich im medizinischen Sinne richtig ist, was Sie im vorliegenden Buch erfahren, dann empfehle ich Ihnen mein Buch „Wie Übergewicht entsteht … und wie man es wieder los wird". Dort finden Sie die zugehörigen Fachbegriffe, die Fußnoten, die Zitate, die Referenzen auf die einschlägige Fachliteratur und alles, was das Forscherherz sonst noch begehren mag. Im vorliegenden Buch gibt es davon fast nichts. Stattdessen habe ich mich bemüht, mich so verständlich wie möglich auszudrücken, um Ihnen meine Hauptargumente und die darauf aufbauenden Empfehlungen und Maßnahmen zur langfristigen Stabilisierung Ihres Wunschgewichts nahezubringen.

2 Kohlenhydrate, Fette, Proteine

In der Medizin und den Ernährungswissenschaften wird heute mehrheitlich angenommen, dass Menschen in erster Linie deshalb zunehmen, weil sie mehr Energie (Kalorien) aufnehmen, als sie verbrauchen. Als Gegenmittel werden zwei natürliche Maßnahmen empfohlen:

- Reduzierung der Kalorienaufnahme (weniger beziehungsweise kalorienärmer essen)

- Erhöhung des Kalorienverbrauchs (sich mehr bewegen; Sport betreiben)

Die Devise für Übergewichtige lautet gemäß solchen Vorstellungen also: Weniger essen (vor allem an Kalorien) und sich mehr bewegen (das heißt, mehr Energie verbrauchen).

Die Vorstellung basiert wesentlich auf der Annahme, dass alle Kalorien im menschlichen Organismus gleichwertig und gegeneinander austauschbar und aufrechenbar sind. Eine unmittelbare Konsequenz daraus ist, dass die konkrete Nahrungszusammensetzung für die Gewichtsentwicklung nur eine untergeordnete Rolle spielt, dass es also letztlich ziemlich gleich ist, ob Sie einen Tagesbedarf von beispielsweise 2.500 Kcal überwiegend mit Kohlenhydraten, Fetten oder meinetwegen auch Proteinen decken, entscheidend ist einzig die Gesamtkalorienaufnahme. Wie ich noch zeigen werde, ist eine solche Annahme jedoch falsch, und zwar in erster Linie aufgrund der Besonderheiten des menschlichen Gehirnstoffwechsels.

Normale Nahrung setzt sich aus drei Hauptenergieträgern zusammen:

- Kohlenhydrate

- Fette

- Proteine

Ich sprach absichtlich von „normaler Nahrung", denn der Mensch kann zum Beispiel auch aus Alkohol erhebliche Mengen an Energie gewinnen. Solche Feinheiten sollen im Laufe der Ausführungen jedoch nicht weiter beachtet werden.

Unter den drei Hauptenergieträgern haben die Fette die meisten Kalorien, nämlich ca. 900 Kcal pro 100 g, gefolgt von den Kohlenhydraten und

Proteinen mit jeweils etwa 400 Kcal pro 100 g. Dies hat zu der weitverbreiteten Auffassung geführt, man sollte vor allem Fette meiden, um Übergewicht zu verhindern, denn Fett hat die meisten Kalorien. Auf diese Weise könnte man bei einem gegebenen Gesamtkalorienbedarf mehr Nahrung zu sich nehmen als bei ausgesprochen fettreicher Ernährung und somit ein stärkeres Sättigungsgefühl erzielen und auch weniger schnell wieder hungrig werden. Dies ist ebenfalls falsch, wie ich noch zeigen werde.

Um es einmal etwas überspitzt auszudrücken: Einen Tagesbedarf von 2.500 Kcal könnten Sie bereits mit ca. 280 g Fett decken, während Sie dafür jeweils 625 g Kohlenhydrate oder Proteine verspeisen müssten. Wer also übergewichtig ist, für den lautete die übliche Empfehlung der Medizin und der Ernährungswissenschaften: Iss lieber von den Kohlenhydraten und Proteinen, denn davon kannst du mehr essen, um auf deinen Kalorienbedarf zu kommen, als bei den Fetten.

Neben den Hauptenergieträgern, einigen weiteren zum Teil essenziellen (= lebensnotwendigen) Nährstoffen und Wasser besitzt normale Nahrung auch Bestandteile, die für den menschlichen Organismus überhaupt keine verwertbare Energie (Kalorien) enthalten. Man fasst sie üblicherweise unter dem Begriff „Ballaststoffe" zusammen. Fast können Sie sich schon denken, wie es mit den allgemeinen Empfehlungen für gesunde Ernährung gemäß den Vorstellungen der Medizin und den Ernährungswissenschaften weiterging: Menschen sollten sich nicht nur bei den sehr kalorienreichen Fetten zurückhalten, sondern sie sollten sich zusätzlich auch noch betont ballaststoffreich ernähren, denn dann könnten sie noch mehr Nahrung pro Kalorie zu sich nehmen und länger satt bei geringerer Kalorienzuführung bleiben. Dies ist gleichfalls falsch, wie noch gezeigt werden wird.

Nebenbei bemerkt: Es lässt sich evolutionstheoretisch recht gut begründen, dass der im Laufe der menschlichen Entwicklung feststellbare Trend zu immer effizienterer Nahrung (wozu auch das Kochen mit seiner besseren Aufschlüsselung von Nährstoffen gehört) maßgebliche Voraussetzung für die menschliche Kulturentwicklung war. Müssten wir uns noch immer so ernähren wie viele Pflanzenfresser (zum Beispiel Kühe oder Elefanten), wären wir vermutlich den größten Teil des Tages mit Essen und Verdauen beschäftigt und hätten kaum Zeit für Kultur, zu der auch die umfassende Erziehung von Kindern zählt. Kultur wird erst dann möglich, wenn man eine Nahrungsquelle erschlossen hat, die für eine signifikante Reduzierung der täglich erforderlichen Zeit für Nahrungssuche, Essen und Verdauen sorgt. Dies erklärt übrigens zum Teil auch, warum es in unserer Gesellschaft dermaßen viele Supermärkte, Fertiggerichtsangebote, Restaurants, Cafés, Kantinen und Fast-Food-Läden gibt.

In der Natur drängen Lebewesen stets wie selbstverständlich zur effizientesten Nahrungsquelle. Würde man einer Schafherde die Wahl zwischen einer Weide mit viel saftigem Gras und einer anderen, eher ausgedörrten Wiese geben, würden alle Tiere auf die Weide mit dem saftigen Gras laufen. Es ist kaum nachzuvollziehen, warum dies ausgerechnet beim Menschen anders sein sollte. Man darf deshalb durchaus damit rechnen, dass sich die meisten Menschen auch in Zukunft vorwiegend von Lebensmitteln mit hoher Kaloriendichte (kalorienreichen Lebensmitteln) ernähren werden.

Entsprechend den drei Hauptenergieträgern Fette, Kohlenhydrate und Proteine lassen sich im menschlichen Körper drei Energiestoffwechselarten unterscheiden:

- Kohlenhydratstoffwechsel

- Fettstoffwechsel

- Proteinstoffwechsel

Auffällig ist zunächst, dass es zwar essenzielle Aminosäuren (aus denen sich die Proteine zusammensetzen) und Fettsäuren gibt, aber keine essenziellen Kohlenhydrate. Ein Nährstoff heißt in diesem Zusammenhang essenziell (lebensnotwendig), wenn er nicht vom menschlichen Organismus in ausreichender Menge selbst hergestellt werden kann, sondern regelmäßig über die Nahrung von außen zugeführt werden muss. Beispielsweise sind die mehrfach ungesättigten Linol- und Alpha-Linolen-Säuren für den Menschen sogenannte essenzielle Fettsäuren. Aus den genannten Gründen kann man sich deshalb nicht ausschließlich von Kohlenhydraten ernähren, sondern man braucht stets auch mindestens einen gewissen Anteil an Proteinen und Fetten. Wie groß der Anteil mindestens sein muss oder im Idealfall sein sollte, darüber herrscht weitestgehende Uneinigkeit unter den Experten.

Kohlenhydrate sind für den Menschen hingegen nicht essenziell. Mit der sogenannten Glukoneogenese – eine innere Stoffwechselfunktion zur Herstellung von Glukose (Traubenzucker) aus Aminosäuren (Eiweißen) – kann er normalerweise immer so viel Glukose selbst herstellen, wie er zur eigenen Energieversorgung benötigt. Doch dazu später mehr. Festzuhalten ist jedenfalls zunächst: Man kann sich, wenn man will, lebenslänglich ausschließlich von Fetten und Proteinen und ganz ohne Kohlenhydrate ernähren. Vergleichbares gilt für die beiden anderen Hauptenergieträger nicht.

Fette und Proteine dienen im Körper nicht nur zur Energieversorgung, sondern sie haben zum Teil noch ganz andere Aufgaben. Bei den Proteinen ist das den meisten Menschen geläufig, denn sie sind wesentlicher Bestandteil der menschlichen Substanz, seines Gewebes und seiner Muskeln, zu denen insbesondere auch das Herz zählt. Ähnliches gilt auch für die Fette. Beispielsweise bestehen die Zellwände des menschlichen Organismus aus einer Kombination aus Fetten und Proteinen. Fette und Proteine sind deshalb keine reinen Energieträger, sondern sie nehmen im menschlichen Körper zusätzliche wichtige Aufbaufunktionen wahr, was für die Kohlenhydrate – anders als bei Pflanzen – in diesem Maße nicht gilt.

Unter den drei Energiestoffwechselarten Kohlenhydrat, Fett und Protein ist der Fettstoffwechsel der mit Abstand leistungsfähigste, insbesondere was die Fähigkeit zur Speicherung von Energie angeht. Fast alles, was wir zu viel essen, wird im Körper in Form von Fett gespeichert. Kohlenhydratspeicher (Glukose, Glykogen) besitzt der Körper hingegen so gut wie keine. Der Stoffwechselmediziner Herbert Lochs hat dies anhand der verschiedenen Energiedepots einer 70 kg schweren, schlanken Person verdeutlicht (siehe Literaturverzeichnis). Danach setzten sich die Energiedepots einer solchen Person aus ca. 15 kg Fett, 6 kg Proteinen, 70 g Glykogen (Kohlenhydrate) in der Leber, 120 g Glykogen in den Muskeln und 20 g Glukose an anderen Stellen zusammen. Umgerechnet in Kalorien ergibt dies 141.000 Kcal an Fett, 24.000 Kcal an Proteinen und nur 840 Kcal an Kohlenhydraten.

In Prozentzahlen ausgedrückt, sieht dies so aus: Ca. 85% der verwertbaren Körperenergien liegen als Körperfett vor, ca. 14,5% als Proteine und nur 0,5% als Kohlenhydrate. Wäre die Person übergewichtig, indem sie beispielsweise weitere 15 kg Körperfett (insgesamt also 30 kg) bei ansonsten unveränderter körperlicher Konstitution mit sich herumtrüge, lägen bei ihr bereits 92% aller verwertbaren Energien in Form von Körperfett vor.

An dieser Stelle könnte sich die Frage aufdrängen: Warum ist das so? Warum besteht der weitaus größte Teil der menschlichen Energiedepots aus Fett und nicht zum Beispiel aus Kohlenhydraten?

Dafür existieren unter anderem drei wesentliche Gründe:

- Fett hat die meisten Kalorien.

- Fett ermöglicht flexible, dehnbare Strukturen, wie sie für bewegliche Tiere (anders als für viele Pflanzen) erforderlich sind.

- Fett stellt eine ausgezeichnete Wärmeisolierung dar.

Beim ersten Punkt werden Sie vielleicht den Kopf schütteln: Sollten wir uns gemäß den Vorstellungen der Ernährungswissenschaften nicht exakt deshalb beim Fett zurückhalten, weil es die meisten Kalorien hat?

Es ist nun aber leider so, wie es ist: 5 kg Fett entsprechen in etwa 47.000 Kcal, 5 kg Kohlenhydrate hingegen nur ca. 20.000. Ein sich schnell bewegendes Tier, das den größten Teil seiner Energiedepots in Form von Fett vorhält, wird sich viel wendiger, ausdauernder, schneller usw. bewegen können, als eins, das fast alle Energien als Kohlenhydrate gespeichert hat, da es mit den Fetten ein geringeres Gewicht besitzen kann. Oder denken Sie einmal an Neugeborene: Menschliche Säuglinge müssten bei der Geburt deutlich schwerer und auch voluminöser sein, wenn sie die gleichen Energievorräte, die sie heute in ihrem Körperfett vorhalten, in Form von Kohlenhydraten bei sich trügen. Mütter würden sich bedanken.

So weit so gut. Doch leider besteht in diesem Zusammenhang ein gravierendes Problem, auf das ich nun zu sprechen kommen möchte. Ich halte es für den eigentlichen Hauptgrund, warum Menschen derzeit weltweit fast epidemisch übergewichtig werden und Diäten dermaßen häufig scheitern.

Der überwiegende Teil der Mediziner und Ernährungswissenschaftler geht davon aus, dass das menschliche Gehirn nur aus Glukose Energie gewinnen kann. Ich habe Ihnen dazu einmal zwei Textpassagen (in Abweichung meines Versprechens, nichts direkt zu zitieren) herausgesucht, die das verdeutlichen. Die erste stammt aus einem Artikel des Stern zur Krankheit Migräne (siehe Literaturverzeichnis), in dem sich führende Neurologen äußern. Darin heißt es an einer Stelle:

Zucker ist rehabilitiert

Nach diesem Forschungsstand ist Zucker, vor dem in Migräneforen häufig gewarnt wird, rehabilitiert, schließlich verwandelt das Gehirn ausschließlich Kohlenhydrate in Energie um.

Mit „Migräneforen" ist vermutlich in erster Linie mein eigenes www.miginfo.de-Forum gemeint.

Ganz ähnlich drückt sich der Adipositas-Experte Achim Peters (siehe Literaturverzeichnis) aus, der die Hauptursache für die globale Übergewichtsepidemie gemäß der von ihm vertretenen Selfish-Brain-Theorie im Kohlenhydratstoffwechsel sieht, allerdings unter maßgeblicher Verantwortung des Gehirns:

> Das Gehirn nimmt in der Stoffwechselhierarchie des Körpers eine Sonderstellung ein. Es stellt zuerst seine eigene Versorgung sicher, während sich der Rest des Körpers mit der Energie begnügen muss, die dann noch übrig bleibt.

Dabei gehe es vor allem um den Energieträger Glukose (um Kohlenhydrate also):

> Der Kampf um Nahrung, den der hungernde Mensch gegen die Natur oder andere Menschen führt, vollzieht sich spiegelbildlich auch in seinem Inneren. Gekämpft wird dabei um den wichtigsten Rohstoff des Körpers: Zucker. Diese Kohlenhydratverbindung zirkuliert in den Blutbahnen in Form von Glukose, dem begehrtesten Energieträger des Stoffwechsels.

Dies erkläre gemäß Peters auch, warum Menschen weiterhin hungrig werden, obwohl sie längst übergewichtig sind:

> Was aber passiert, wenn das Fettgewebe Energievollversorgung, das Gehirn dagegen Energiebedarf signalisiert? Wenn also ein übergewichtiger Mensch plötzlich einen hohen Energiebedarf im Gehirn hat – bekommt er dann trotzdem Heißhunger? Es ist kaum überraschend, wer sich in einer solchen Situation durchsetzt: Wenn das Gehirn Energiebedarf hat, werden die Sättigungssignale des Fettgewebes abgeblockt. Sie dringen überhaupt nicht bis zu den Orexin-Neuronen im lateralen Hypothalamus vor. Bei einem Energiebedarf im Gehirn springt in der Relaisstation, die im unteren Hypothalamus auf dem Weg hin zu den Orexin-Neuronen liegt, gewissermaßen eine Sicherung raus, das egoistische Gehirn zieht die unliebsamen Leptinsignale einfach aus dem Verkehr. Wird dies zu einem Dauerkonflikt, ist Übergewicht unvermeidlich. Denn obwohl das speichernde Fettgewebe den Körper mit Sattheitsbotschaften flutet, verfügt das Gehirn: ,weiter essen'. Es sind also nicht die Fettzellen selbst, die Übergewicht verursachen, indem sie ständig Nachschub fordern. Es ist die mangelhafte Energieversorgung des Gehirns, die bei übergewichtigen Menschen dazu führt, immer mehr zu essen!

Man beachte die recht ähnliche Ursachenbestimmung der beiden Mediziner Göbel und Peters bei ansonsten völlig unterschiedlichen Erkrankungen:
Göbel spricht von „Energiedefiziten" im Gehirn bei Migräne, Peters fast
gleichlautend von einer „mangelhaften Energieversorgung" des Gehirns
bei Adipositas.

Doch leider stimmen bei den zitierten Äußerungen bereits die Grundan-
nahmen nicht, denn das Gehirn kann neben Glukose im Prinzip auch aus
Ketonkörpern (beziehungsweise „Ketonen", die in der Leber aus Fetten
hergestellt werden) Energie gewinnen, nur tut es das nicht immer. Wie die
wirklichen Verhältnisse sind, lässt sich kurz und bündig „dem" deutsch-
sprachigen Medizinfachbuch zum menschlichen Stoffwechsel entnehmen,
nämlich dem Lehrbuch zur Biochemie und Pathobiochemie von Löffler
und Petrides (siehe Literaturverzeichnis):

Im Gehirnstoffwechsel eines Säuglings werden zu einem weitaus höhe-
ren Anteil Ketonkörper verarbeitet als beim Erwachsenen. Infolgedessen
können Säuglinge wesentlich geringere Blutglukosekonzentrationen (20
– 30 mg/dl = 1,2 – 1,8 mmol/l) ohne neurologische Ausfälle tolerieren als
Erwachsene. Kurz nach der Geburt steigen die Aktivitäten der Ketonkörper verwertenden Enzyme ß-Hydroxybutyrat-Dehydrogenase und
Succinyl-CoA-Acetacetyl-CoA-Transferase deutlich an, wodurch eine
optimale Ausnutzung des hohen Fettanteils der Muttermilch möglich
wird. Glukose kann jedoch auch beim Säugling nicht vollständig durch
Ketonkörper ersetzt werden. Nach dem Abstillen und der Umstellung
des Kleinkindes auf kohlenhydratreiche Nahrung fallen die Ketonkörper
metabolisierenden Enzymaktivitäten wieder ab.

Falls Ihnen das Buch von Löffler und Petrides nichts sagen sollte: Früher
standen Frauen ganz häufig mit der Nudelrolle hinter der Tür, wenn ihr
Ehemann mal wieder mitten in der Nacht sturzbetrunken aus seiner
Stammkneipe heimkehrte, heute hat die gebildete Frau dafür den viel
wirkungsvolleren Löffler und Petrides zur Hand. Ganz entsprechend
entstammt das obige Zitat aus der Seite 1.055 des schwergewichtigen und
wuchtigen Wälzers.

Ich möchte die Kernaussage des Löffler/Petrides-Zitats einmal kurz
erläutern und kommentieren:

Säuglingsgehirne beziehen einen erheblichen Anteil ihrer Energie aus
Ketonkörpern. Man nennt die Fähigkeit dazu „Ketolysefähigkeit". Diese ist
gemäß Löffler/Petrides im Säuglingsalter allein schon deshalb erforderlich,
um die sehr fettreiche Muttermilch optimal verstoffwechseln zu können.

Bewirkt werde die Fähigkeit durch bestimmte Enzymaktivitäten, die im Säuglingsgehirn kurz nach der Geburt im geeigneten Maße ansteigen. Ganz auf Glukose verzichten können Säuglingsgehirne – wie die von Erwachsenen – jedoch nicht.

Der entscheidende Satz im obigen Zitat ist der letzte: Stellt man das Kind nach dem Abstillen auf eine kohlenhydratreiche (!) Nahrung um, verliert sein Gehirn mit der Zeit seine Ketolysefähigkeit. Es kann dann – im Normalbetrieb – nur noch aus Glukose Energie gewinnen.

Ich habe die Wörter „im Normalbetrieb" eingefügt, weil eine verloren gegangene Ketolysefähigkeit später wieder neu erworben werden kann, allerdings nur unter ganz bestimmten Voraussetzungen. Wie eine Wieder-erlangung der Ketolysefähigkeit erfolgen kann, wird einen wesentlichen Teil der empfohlenen Maßnahmen ausmachen.

Doch kommen wir zunächst zu gewichtigeren Fragen, die sich längst aufdrängen: Warum stellt die ausschließliche Energieversorgung des Gehirns mit Glukose ein Problem dar? Und warum kann ein Säuglingsge-hirn ab der Geburt keineswegs ausschließlich mit Glukose versorgt wer-den?

Denken Sie dazu einmal an den Fall Mose und dessen Aussetzung auf dem Nil. Der Bibel zu Folge hatte der Pharao die Tötung aller männlichen Nachkommen von Israeliten angeordnet. Seine Mutter setzte ihn daraufhin in ihrer Verzweiflung auf dem Nil aus.

Menschliche Säuglinge sind im Wesentlichen Hirnwesen. Bis zu 80% ihrer Ruheenergie werden von ihrem Gehirn beansprucht. Doch könnte ein solch kleines Lebewesen selbst einige Stunden ohne Nahrung (zum Beispiel ausgesetzt in einem Schilfkästchen auf dem Nil) überleben, wenn sein Gehirn nur von Glukose leben kann?

Die Antwort lautet nein. Mose wäre unter solchen Umständen vermutlich längst vor seiner späteren Entdeckung gestorben. Der Grund dafür ist sowohl bemerkenswert als auch einfach zugleich, obwohl sich fast die gesamte Ernährungsliteratur in seltsamer Eintracht dazu ausschweigt: Aus Fett kann der menschliche Stoffwechsel fast keine Glukose mehr herstel-len. Fette werden in den Fettzellen als Triglyceride (3 Fettsäure-Moleküle, ein Glycerin-Molekül) gespeichert, und nur deren Glycerinanteil kann in Glukose zurückverwandelt werden. Wir reden hier von ca. 6% der Gesam-tenergie eines Triglycerids.

Alternativ müsste die Glukose per Glukoneogenese aus Körperproteinen hergestellt werden. Dieser Prozess ist jedoch alles andere als effizient. Für ein Gramm Glukose werden 1,8 Gramm Eiweiß (Protein) benötigt, was den Abbau von 9 Gramm Muskulatur oder Bindegewebe erforderlich macht. Bei 50 g Glukose wären dies beispielsweise bereits 450 g Muskulatur oder Bindegewebe.

Dies mag bei größeren Erwachsenen gelegentlich noch hinnehmbar sein, bei kleinen Säuglingen, die gerade zuvor mühsam im Leib der Mutter genährt und gewissermaßen hochgepäppelt wurden, dagegen nicht. Die Ketolysefähigkeit von Säuglingsgehirnen ist deshalb zwingend erforderlich. Anders könnten Säuglinge nicht einmal ausnahmsweise für ein paar Stunden ohne Nahrung bleiben und dabei überleben.

Sie ist im Übrigen auch einer der wesentlichen Gründe, warum menschliche Säuglinge mit einem solch ungewöhnlich hohen Fettanteil geboren werden. Der Mensch hat von allen Spezies die fettesten Neugeborenen. Der im Literaturverzeichnis aufgeführte Artikel des Spiegel mit dem Titel „Babyspeck macht schlau" (beziehungsweise die ihm zugrunde liegende Forschungsarbeit von Correia et al., siehe Literatur) erklärt, warum das so ist:

Gerade während der frühen Entwicklung in den ersten drei Lebensjahren benötigt das Gehirn große Mengen an Energie, um sich richtig zu entfalten. Mit den großen Fettmengen, die bereits im Mutterleib zur Verfügung gestellt werden und die Mutter zusätzliche Energie kosten, wird wenigstens ein Teil der Reserven gesichert.

Die forschenden Anthropologen hatten bei der Vermessung von mehr als 1.000 Säuglingen unter anderem einen Zusammenhang (eine positive Korrelation) zwischen Kopfgröße und der Menge an Babyspeck feststellen können (siehe den Artikel des Spiegel in der Literatur):

Säuglinge mit einem großen Kopf hatten gleichzeitig die dickste Fettschicht.

Sollten Sie Mutter oder Vater eines Kleinkindes sein oder sich gerade in der Familienplanung befinden, möchte ich Ihnen den folgenden dringenden Rat geben: Stellen Sie Ihr Kind auf keinen Fall zu schnell auf eine kohlenhydratreiche Ernährung um. In den ersten Lebensjahren ist das kindliche Gehirn darauf angewiesen, auch vom Fett (von Ketonkörpern) leben zu können.

Denn was bedeutet das oben Gesagte? Zunächst einmal nichts weiter, als dass menschliche Neugeborene vor allem deshalb mit einem solch ungewöhnlich hohen Fettanteil geboren werden, weil *ihr Gehirn in den ersten drei Lebensjahren große Mengen an Energie benötigt, um sich richtig entfalten zu können.* Wie wir aber längst wissen, kann der menschliche Organismus (auch bei Kleinkindern) aus Fett so gut wie keine Glukose mehr herstellen. Mit anderen Worten: Das viele Körperfett von Neugeborenen dient in erster Linie dazu, ihr Gehirn mit Ketonkörpern (das heißt, mit Fett und nicht mit Glukose) zu versorgen. Genauso steht es letztlich auch im Medizinlehrbuch von Löffler und Petrides, siehe das obige Zitat. Es ist folglich nicht ratsam, Kinder zu früh (wenn überhaupt) an eine betont stärke- beziehungsweise kohlenhydrathaltige Nahrung zu gewöhnen, denn dann könnte die Fähigkeit ihres Gehirns, aus Fett Energie zu gewinnen, wieder verloren gehen – wie man in Löffler/Petrides nachlesen kann –, worunter ihre Gehirnentwicklung substanziell leiden könnte. Und: Sie könnten dadurch sogar zum Epileptiker werden.

Und nun überlegen Sie einmal: Der Mensch hat von allen Spezies die fettesten Neugeborenen, und zwar aufgrund seines extrem großen Gehirns. Salopp könnte man sagen: Bei dem außergewöhnlich hohen Körperfettanteil von menschlichen Neugeborenen handelt es sich in erster Linie um gespeicherte Gehirnenergie, denn menschliche Säuglingshirne verbrennen vor allem Fett (Ketonkörper).

Sollten Sie selbst übergewichtig sein, dann schauen Sie zum Vergleich einmal auf Ihren eigenen Körperfettanteil. Auch der ist einzigartig in der Natur. Der Mensch hat nicht nur die fettesten Neugeborenen, sondern mittlerweile ganz nebenbei auch die fettesten Erwachsenen. Und zwar, weil es sich bei diesem Fett ebenfalls in erster Linie um gespeicherte Gehirnenergien handelt, die aufgrund ungünstiger Stoffwechselumstände (die noch erläutert werden) nicht mehr abgerufen werden können. Außer vielleicht durch Sport. Aber macht es Sinn, sich den ganzen Tag körperlich zu betätigen, wenn das Körperfett eigentlich hauptsächlich gespeicherte Gehirnenergie ist? Wohl kaum.

Vielleicht kann ich Sie in diesem Zusammenhang bereits ein wenig motivieren: Der weiter oben zitierte Spiegelartikel besitzt die Überschrift „Babyspeck macht schlau". Sie können Ihre eigenen Fettpolster folglich durchaus als etwas betrachten, das Sie – unter Beachtung der im vorliegenden Buch erläuterten Maßnahmen – in Zukunft noch ein ganzes Stück schlauer machen wird. Und in der Tat dürfte das, was ich vorschlage, zu den wirkungsvollsten vorbeugenden Maßnahmen gegen Altersdemenz gehören.

Deshalb wieder fort von Mose und seinem Schilfbötchen und zurück zum Thema. Bestimmt werden Sie sich nämlich längst schon gefragt haben: Das mag ja alles gut und gut und schön sein, was im vorliegenden Buch zur Energiegewinnung des Gehirns aus Glukose und Ketonkörpern steht, doch wo ist dabei der Bezug zum Übergewicht?

Hier kommt er: Ernährt man sich im heutigen Sinne normal beziehungsweise „ausgewogen", wie es so schön heißt (mit reichlich vielen Kohlenhydraten in den Mahlzeiten), dann stellt sich das Gehirn auf eine reine Glukoseversorgung ein: Es verlernt sukzessive die Fähigkeit, Ketonkörper zur Energiegewinnung zu nutzen. Dies war eine der Kernaussagen des obigen Zitats aus dem Stoffwechsellehrbuch von Löffler und Petrides. Alle anderen großen Körperorgane (Muskeln, Leber, Darm, Niere, Herz, etc.) leben dagegen im Normalfall primär vom Fett. Lediglich bei Spitzenanforderungen (zum Beispiel bei sportlichen Betätigungen) und nach sehr kohlenhydratreichen Mahlzeiten wird verstärkt auf den Kohlenhydratstoffwechsel zurückgegriffen.

Stellen wir uns nun vor, Sie ernähren sich über viele Jahre ganz normal („ausgewogen"), wie es die meisten Menschen in unserer Gesellschaft tun. Wenn Sie bei einer Mahlzeit mehr Kalorien aufnehmen, als Sie aktuell verbrauchen können (was ja der eigentliche Sinn des Essens ist, sonst müssten Sie quasi permanent am Tropf hängen), dann wird die überschüssige Energie in Ihrem Körper mehrheitlich als Fett gespeichert (zum Beispiel über den Insulinmechanismus). Mit anderen Worten: Fast jede zu viel gegessene Kalorie landet schlussendlich in den Körperfettdepots.

Das Problem ist nun allerdings, dass der menschliche Körper – wie erwähnt – aus gespeichertem Fett anteilsmäßig nur sehr wenig Glukose (Kohlenhydrate) herstellen kann. Wer vorwiegend am Schreibtisch sitzt und sich kaum bewegt, der wird schon bald wieder sein energiehungriges Gehirn mit zusätzlicher Energie versorgen müssen. Die überschüssigen Energien der letzten größeren Mahlzeit können dafür jedoch nicht mehr genutzt werden, denn die sind mehrheitlich in den Fettdepots des Körpers gelandet und daraus kann – wie gesagt – kaum Glukose hergestellt werden. Folglich wird sich schon bald wieder ein Hunger auf Kohlenhydrate einstellen, und zwar zur energetischen Versorgung Ihres Gehirns. Essen Sie bei dieser Mahlzeit erneut mehr, als Sie aktuell verbrauchen können, landen auch diese überschüssigen Energien im Fettspeicher, wo sie für das Gehirn nicht länger nutzbar sind.

Man erkennt unmittelbar, dass Sie auf diese Weise leicht dicker und dicker werden können. Gary Taubes rechnet in seinem Buch "Why We Get Fat. And What to Do About It" (siehe Literaturliste) vor, dass bereits ein durchschnittlicher täglicher Fettspeicherüberschuss von 20 Kilokalorien ausreicht, um eine Person über die Jahrzehnte adipös (dick) werden zu lassen. Sie sehen also: Sie müssen täglich nur ganz wenig zu viel für Ihr Gehirn essen, um auf Dauer schwer übergewichtig zu werden.

Es lässt sich auf diese Weise auch sehr leicht verdeutlichen, warum – wie eingangs behauptet wurde – Kalorien – unabhängig von den Energieträgern Kohlenhydrate, Fette, Proteine – nicht alle gleich und austauschbar sind. Nehmen wir einmal an, Sie haben einen konstanten Tagesbedarf von 2.400 Kcal, das heißt, von 100 Kcal pro Stunde. Einfachheitshalber möchte ich die essenziellen Amino- und Fettsäuren für die weiteren Überlegungen einmal außen vorlassen. Stellen wir uns nun vor, Sie würden die 2.400 Kcal ausschließlich als Zucker zu sich nehmen, und zwar in drei Mahlzeiten zu 800 Kcal, die Sie in jeweils drei Stunden vollständig verstoffwechselt hätten. Konkret bedeutete das, dass Ihr Körper insgesamt 9 Stunden lang jeweils 100 Kcal direkt aus der Nahrung bezieht. Zusammen ergäbe dies 900 Kcal direkt verwertbare Nahrungskalorien. Alle anderen Kalorien müssten zunächst gespeichert werden, und zwar als Fett (ich lasse die kleinen Glykogenspeicher aus Einfachheitsgründen weg). Im Ergebnis wären also von den insgesamt 2.400 Kcal immerhin 1.500 Kcal in den Fettdepots gelandet. Nun wissen wir aber, dass Ihr Gehirn und die Erythrozyten (rote Blutkörperchen) ausschließlich Glukose zur Energiegewinnung nutzen können, und dass sie von diesem Energiestoff insgesamt ca. 150 g pro Tag benötigen, das heißt, ca. 6,25 g pro Stunde. Für die verbliebenen 15 Stunden ohne direkte Nahrungszufuhr ergäbe sich daraus ein Mindestglukosebedarf von ca. 95 g, der nicht über die Nahrung gedeckt werden kann. Da aus den Fetten der Fettdepots kaum Glukose hergestellt werden kann, müsste der Körper zu anderen Mitteln greifen: Im ersten Schritt würde er die vorhandenen (schwächlichen) Glukosespeicher leeren, im zweiten die bereits erwähnte Glukoneogenese ankurbeln, um unter der kräftigen Mitwirkung von Stresshormonen wie Cortisol Körpereiweiße (Muskeln, Bindegewebe etc.) zu verzuckern.

Ich will das Problem, was sich hier auftut, einmal knapp und in einfachen Worten zusammenfassen:

Fast alle überschüssigen Kalorien, die ein ausschließlich von Glukose lebendes Gehirn während des Verdauungsprozesses einer Mahlzeit nicht verbrauchen kann, werden im menschlichen Körper in den Fettdepots als Fett gespeichert. Diese Kalorien stehen in den Nahrungspausen dem Hauptverbraucher im menschlichen Organismus – dem Gehirn – jedoch nicht mehr zur Verfügung, da der menschliche Körper zwar Glukose in Fett umwandeln kann, nicht jedoch umgekehrt Fett in Glukose.

Um es ganz offen zu sagen: Weder Autos noch Mobiltelefone könnten mit einem solch verkorksten Stoffwechsel, in dem der Hauptverbraucher zwar überschüssige Energien in Batterien zwischenspeichern, daraus aber nicht mehr abrufen kann, funktionieren.

Im vorliegenden Buch wird deshalb die These vertreten, dass der Hauptgrund, warum mehr und mehr Menschen weltweit übergewichtig werden und es bei Diäten immer wieder zum gefürchteten Jojo-Effekt kommt, der fehlende Anschluss des Gehirns an den Fettstoffwechsel ist, der sich unter den heute üblichen Ernährungsweisen bei den meisten Menschen ganz von selbst einstellen wird. Diesen gilt es durch geeignete Maßnahmen zu überwinden. Ziel einer sinnvollen Vorbeugung gegen Übergewicht muss deshalb zunächst die Aufhebung der Glukoseabhängigkeit des Gehirns beziehungsweise die Wiederherstellung dessen natürlicher Ketolysefähigkeit sein.

Manche Mediziner (wie zum Beispiel Achim Peters oder Gunter Frank – siehe Literaturliste) vertreten – die meiner Meinung nach irrige – Auffassung, Übergewicht werde vor allem durch Stress verursacht. Statt Diäten durchzuführen, empfehlen sie folgerichtigerweise die Stressreduzierung.

Mal abgesehen davon, dass sie mit einer solchen Auffassung kaum erklären könnten, warum ausgerechnet die Menschen auf den Pazifikinseln (Nauru, Cookinseln, Tonga, Palau, Samoa usw.) den zurzeit weltweit höchsten durchschnittlichen Body Mass Index (BMI) besitzen, ist dies auch in anderer Hinsicht wenig überzeugend. Denn wie das Kapitel „Vom Segen der Unregelmäßigkeit" noch zeigen wird, ist Stress eine fast zwangsläufige Begleiterscheinung von Übergewicht und glukoseabhängigen Gehirnen. Die Ausführungen der vorangegangenen Absätze deuteten es bereits an.

Zum Abschluss des Kapitels möchte ich noch auf einige Punkte eingehen, zu denen Sie möglicherweise selbst schon Fragen hatten.

Ein Grund, warum die Medizin allgemein von einer ausschließlichen Glukosenutzung des Gehirns ausgeht, ist, dass das Gehirn, anders als alle anderen Körperorgane wie Herz, Leber, Niere, Darm, Muskeln etc., aus freien Fettsäuren keine Energie gewinnen kann, da die Fettsäuren nicht die Blut-Hirn-Schranke überwinden können.

Das führt zu der Frage, wie denn überhaupt die Verarbeitung von Nahrungsfetten im Organismus erfolgt. Bei den Kohlenhydraten ist dies – aufgrund der Prominenz der Diabetes-Erkrankung – mittlerweile schon fast jedem Kind geläufig: Verzehrt man mehr Kohlenhydrate, als der Organismus als Glukose aktuell verarbeiten beziehungsweise speichern kann, wird die überschüssige Glukose mithilfe des Hormons Insulin in die Fettzellen geschleust und dort als Fett (genauer als Triglyceride) gespeichert. Wie ich bereits erwähnte, kann die als Fett gespeicherte Glukose später (fast) nur noch als Fett verbrannt werden, da der Organismus Fett (fast) nicht mehr in Glukose zurückverwandeln kann. Lebt das Gehirn ausschließlich von Glukose, kann es die überschüssigen – und daraufhin in Fett umgewandelten – Nahrungskohlenhydrate nicht mehr verwenden.

Überschüssiges Nahrungsfett wird hingegen völlig anders verarbeitet. Die Fette werden nach ihrer Aufnahme in den Darmzellen zunächst nicht an das Blut, sondern an das Lymphsystem abgegeben. Über den linken Venenwinkel gelangen die Fette schließlich ins Blut und werden – an der Leber vorbei – direkt zu den Fettzellen transportiert. Anders als Kohlenhydrate (insbesondere Zucker) können überschüssige Nahrungsfette deshalb keine sprunghaften Veränderungen in der energetischen Situation des Organismus bewirken. Insbesondere können sie keine Schäden im Gehirn verursachen, da sie die Blut-Hirn-Schranke nicht überwinden können.

Das Gehirn kann also – anders als die restlichen großen Energie verbrauchenden Organe des Körpers – Fett nur in Form von Ketonkörpern, nicht jedoch als sogenannte freie Fettsäuren verbrennen. Fette erreichen das Gehirn nur, wenn sie zuvor von der Leber in einem Prozess, der sich Ketolyse nennt, aus Fettsäuren in Ketonkörper umgewandelt wurden.

Eine andere Frage ist: Angenommen Sie stellen von heute auf morgen jegliche Zufuhr an Kohlenhydraten oder gar Nahrung ein: Ab wann beginnt Ihr Gehirn dann wieder Ketonkörper für die Energiegewinnung zu nutzen?

Die Antwort lautet: Dies hängt von Ihrer vorherigen Ernährungsweise ab. Ernähren Sie sich so, wie es in den westlichen Industrienationen allgemein üblich ist (nämlich kohlenhydratreich), dann ist mit einer Übergangszeit von 2 bis 5 Tagen zu rechnen – was üblicherweise zu viel für ein stressreiches Berufsleben ist. Im Allgemeinen kann man sagen, dass das Gehirn am Ende des zweiten Tages bereits 60% seiner Energie aus Ketonkörpern bezieht, am Ende des fünften Tages dürften es sogar bis zu 80% sein.

Hat man einen solchen Zustand jedoch erst einmal erreicht, dann ist das Gehirn selbst nach mehreren Tagen vorwiegend sehr kohlenhydratreicher Nahrung weiterhin sofort in der Lage, die von der Leber angebotenen Ketonkörper zu verarbeiten, es tut dies dann sogar bevorzugt vor der Glukose.

Im Grunde ist es wie beim Sport: Wenn Sie so trainiert sind, dass Sie problemlos 10 km am Stück laufen können, dann verlieren Sie Ihre Lauffähigkeiten nicht bereits dann, wenn Sie lediglich mal eine Woche auf Ihr Training verzichten. Erst wenn Sie wochen- oder monatelang „faul" bleiben, geht Ihre Fitness wieder entscheidend zurück. Die später noch empfohlenen Maßnahmen zur Vermeidung von Übergewicht und des Jojo-Effekts bei Diäten werden von diesem Umstand reichlich Gebrauch machen.

3 Übergewicht und Fettstoffwechsel

Die bisherigen Ausführungen zeigten, dass das Gehirn bei der heute üblichen kohlenhydratreichen („ausgewogenen") Ernährungsweise gewissermaßen vom Fettstoffwechsel abgetrennt ist. Als einziger von ihm verwertbarer Energieträger des Körpers bleibt dann die Glukose (ein Kohlenhydrat). Der Kohlenhydratstoffwechsel ist aber als Alleinversorger des Gehirns nur bedingt geeignet, denn:

- Der Blut-Glukose-Spiegel kann unmittelbar und gravierend über die Nahrung beeinflusst werden. Das Gehirn erwartet hingegen einen möglichst konstanten Energiestrom.

- Glukose lässt sich im Körper nur in sehr geringen Mengen in einer Form speichern, aus welcher wieder Glukose abgerufen werden kann (Glykogen).

- Überschüssige Glukose wird im Körper vorwiegend als Fett gespeichert. Fett kann im Körper aber nur in geringen Mengen (Glycerin-Anteil an den Triglyceriden) wieder in Glukose zurückgeführt werden.

- Glukose hat im Vergleich zu Fett weniger Kalorien und ist folglich der schwächere Energieträger.

- In Glukose-Mangelsituationen kann der Körper mittels der Glukoneogenese und mithilfe von Stresshormonen wie Cortisol aus Proteinen Glukose generieren. Da das Gehirn einen hohen Energiebedarf hat, kann dies zu inadäquaten Substanzverlusten (Muskel- und Gewebeverzuckerungen) und chronisch hohen Stressbelastungen führen.

In der Folge kann es – insbesondere bei anfordernden, stressreichen Tätigkeiten – leicht zu Instabilitäten in der energetischen Versorgung des Gehirns kommen. Da der Organismus die eigenen Möglichkeiten zur Stabilisierung der energetischen Versorgung des Gehirns automatisch selbst ausschöpfen wird, bedeuten konkrete energetische Instabilitäten praktisch immer: Der Mensch muss manuell gegensteuern, zum Beispiel, indem er eine Mahlzeit einnimmt.

Diese Mahlzeit dürfte in aller Regel kohlenhydratreich sein, da damit ein rascher Anstieg des Blut-Glukose-Spiegels bewirkt werden kann. Wird durch die Mahlzeit mehr Energie aufgenommen als aktuell benötigt wird,

wird die überschüssige Energie in wesentlichen Teilen als Körperfett abgespeichert. Dies dürfte erst recht dann der Fall sein, wenn die Mahlzeit gleichzeitig reich an Fett ist, weil diese Form der Energie bei bewegungsarmer Tätigkeit (zum Beispiel Büroarbeitsplatz) nur in geringeren Mengen verbraucht wird. Das Gehirn ist lediglich an der Glukose interessiert, und folglich wandert das überschüssige Nahrungsfett in die Fettspeicher des Körpers.

Aufgrund der bewegungsarmen Tätigkeit werden insgesamt relativ wenige Kalorien verbraucht, speziell in den Organen, die unmittelbar von den Fettspeichern des Körpers Gebrauch machen könnten. Das führt dazu, dass einmal angesammelte Fettpolster nicht mehr aktiviert werden und die betroffene Person zunehmend verfettet.

Viele Ernährungsexperten haben daraus den auf den ersten Blick richtigen Schluss gezogen, dass in erster Linie das Nahrungsfett für die Gewichtszunahme verantwortlich ist und folglich die Empfehlung ausgesprochen, sich bei sitzender und bewegungsarmer Tätigkeit möglichst fettarm und generell energiearm zu ernähren.

Da aber auf diese Weise bereits vorhandenes Körperfett nur schwer wieder verbraucht werden kann (das Gehirn ist an dessen Energie nicht interessiert), wurde gleichzeitig die Empfehlung für mehr Bewegung ausgesprochen: Bewegung war erforderlich, um Herz, Lunge und Muskeln zu aktivieren, denn diese Organe verbrennen bevorzugt Fett.

Fettarme Diäten funktionieren folglich nur, wenn entweder die Kalorienaufnahme deutlich reduziert oder der Kalorien- und insbesondere der Fettverbrauch durch mehr Bewegung (zum Beispiel Sport) deutlich angehoben wird. Meistens werden beide Maßnahmen gleichzeitig empfohlen.

Alternativ dazu haben sich zahlreiche Diäten etabliert, die ein Problem im Kohlenhydratstoffwechsel ausgemacht haben wollen. Und in der Tat lassen sich die oben geschilderten Probleme mildern, wenn man die erste der aufgeführten Schwächen des Kohlenhydratstoffwechsels angeht und dafür sorgt, dass die Glukose dem Körper stets in einer Form zugeführt wird, die möglichst geringe Instabilitäten im Blutzuckerspiegel verursacht. Dafür haben sich insbesondere Diäten mit niedrigem glykämischen Index (zum Beispiel GLYX) beziehungsweise niedriger glykämischer Last (zum Beispiel LOGI) etabliert und bewährt.

Einen anderen Ansatz verfolgen kohlenhydratarme Diäten mit einer festen Einschränkung der pro Tag aufzunehmenden Menge an Nahrungskohlenhydraten (zum Beispiel ketogene Diät, Atkins oder Lutz). Liegt die Gesamtmenge der täglich verzehrten Kohlenhydrate signifikant unter der Menge, die das Gehirn bei einem reinen Glukose-Betrieb benötigt, wird es mit der Zeit einen Teil seiner Energiegewinnung auf Ketonkörper umstellen. Aufgrund der sich damit häufig erreichbaren günstigen gesundheitlichen Effekte wurden die Kohlenhydrate im Rahmen solcher Diäten meist als Grund allen Übels verteufelt.

Leider liegt die eigentliche Ursache ganz woanders: Das Problem ist nicht der Kohlenhydratstoffwechsel beziehungsweise der ständige Kampf um die Glukose, sondern der Fettstoffwechsel, und dabei insbesondere die Tatsache, dass das Gehirn bei der heute üblichen Ernährung nicht am Fettstoffwechsel partizipiert.

Denn diese Nichtbeteiligung führt bei der Energiespeicherung und Energierückführung zu Asymmetrien im Organismus, wie sie im vorangegangen Kapitel näher beschrieben wurden. Darauf aufbauend wurde dort empfohlen, das Gehirn mittels Reaktivierung seiner natürlichen Ketolysefähigkeit wieder stärker an den Fettstoffwechsel anzuschließen.

Die Reaktivierung der Ketolysefähigkeit des Gehirns dürfte fast automatisch für eine ausgeglichenere Energiebilanz zwischen den Organen sorgen, da sie alle Organe am mächtigen und robusten Fettstoffwechsel teilhaben lässt. Ob eine solche Reaktivierung mit der ketogenen Diät, sonstigen kohlenhydratarmen Diäten, unterkalorischer Ernährung, gelegentlichem Fasten oder irgendwann gar einmal mit Medikamenten gelingt, sei dahingestellt.

Ein positiver Nebeneffekt dieser Maßnahme wird in aller Regel die Reduzierung der Glukoneogenese und damit die Schonung von Körpereiweiß sein, weswegen ketogene Diäten auch im Bodybuilding unter dem Namen „Anabole Diät" Anwendung finden. Können sich alle Körperorgane in Energiemangelsituationen beim Fettspeicher bedienen, besteht nur noch ein deutlich verringerter Bedarf, sich Glukose bei der „Substanz" via Glukoneogenese zu borgen.

Beginnt man nämlich aus einer üblichen Ernährung heraus eine Fastenkur, dann haben Gehirn, sonstiges Nervensystem und Erythrozyten in den ersten Tagen nach Beginn des Nahrungsverzichts weiterhin einen Bedarf von beispielsweise 160 g Glukose (immerhin ca. 640 Kcal) pro Tag. Nach

Leerung der Glykogenspeicher müssen diese 160 g durch die Glukoneogenese produziert werden, womit deren Kapazitätsgrenze von 180 – 200 g pro Tag schon fast erreicht ist. Gemäß den im letzten Kapitel genannten Zahlen entsprechen die 160 g Glukose fast 1,5 kg Muskulatur oder Bindegewebe, die täglich für die Energiegewinnung geopfert werden müssen.

Liegt eine Situation vor, in der der Nahrungsverzicht aus reiner Not geschieht – zum Beispiel während der Flucht eines Soldaten aus einem Gefangenenlager, der dabei tagelang von gegnerischen Kräften verfolgt wird – dann ist leicht vorstellbar, dass der Glukosebedarf noch deutlich höhere Werte annehmen kann. Die dann benötigte Glukose kann aber gegebenenfalls nicht mehr in vollem Umfang produziert werden, da der Körper bereits damit beschäftigt ist, die Muskeln abzubauen, um das Gehirn optimal zu versorgen, denn eine erhöhte Aufmerksamkeit ist in Gefahrensituationen ebenfalls zwingend erforderlich. Die Kombination aus der suboptimalen Glukosebereitstellung für plötzliche Extremanforderungen und dem erheblichen Substanzverlust zugunsten der Glukoneogenese zeigt in aller Deutlichkeit, dass es menschliche Großhirne, die nicht unverzögert ketolysefähig sind, nur in zivilisierten Umgebungen geben kann.

These:

Maßgebliche Ursache der globalen Übergewichtsepidemie ist die allgemein verkümmerte Ketolysefähigkeit des Gehirns als Folge der heute üblichen kohlenhydrat- und energiereichen Ernährungsweise.

Man sollte in diesem Zusammenhang übrigens Ketolysefähigkeit nicht mit Ketose verwechseln. Ketose (wie sie beispielsweise zu Beginn der Atkins-Diät oder dauerhaft im Rahmen der ketogenen Diät angestrebt wird) ist ein Zustand erhöhter Blut-Ketonkörper-Spiegel, während die Ketolysefähigkeit eines Organs nur dessen Bereitschaft beschreibt, angebotene Ketonkörper im Bedarfsfall unverzüglich zu verarbeiten. Unsere Vorfahren haben es vermutlich häufig mit unterschiedlichen Nahrungssituationen zu tun gehabt: Mal gab es tagelang gar nichts, mal nur fettes Fleisch und dann wieder jede Menge Beeren. Wichtig war nicht, dass sich der Organismus pausenlos in einem Zustand der Ketose befand, sondern dass er jederzeit und ohne jeglichen Leistungsverlust dorthin gelangen konnte.

4   Vom Segen der Unregelmäßigkeit

Stellen Sie sich vor, Sie sind Rambo, haben gerade ein halbes Dutzend Kriegsgefangene aus einem gegnerischen Lager befreit und treiben die geschwächten und gefolterten Soldaten nun durch die Wildnis zu einem entfernt liegenden vereinbarten Treffpunkt voran, hinter Ihnen schwer bewaffnete feindliche Soldaten, die nur eins im Sinn haben, nämlich Ihnen an die Gurgel zu gehen.

Plötzlich klingelt in Ihrer Jackentasche ein kleiner, von Ihrem Arzt zur Verfügung gestellter Timer, der Sie daran erinnern soll: Es sind zwei Stunden seit Ihrer letzten Nahrungsaufnahme vergangen. Damit Sie nicht wieder einen Ihrer schrecklichen Migräne- oder Epilepsieanfälle bekommen, wird es jetzt dringend Zeit, innezuhalten und zum Beispiel einen Marsriegel oder eine Lila Pause zu verzehren.

Vielleicht können Sie sich aber auch schon bald nicht mehr angemessen konzentrieren, sodass Sie gefährliche Stellen im Gelände übersehen oder gar die Orientierung verlieren. Oder Sie müssen vor lauter Erschöpfung ständig Pausen einlegen.

Was läuft da bei Ihnen schief? Warum haben Sie so etwas nötig, während der Original-Rambo offenkundig stundenlang unter schwersten Strapazen, bei großer Hitze und in Lebensgefahr weiter rennen konnte? Warum hört man immer wieder von Menschen, die trotz fehlender Nahrung unter extremsten Witterungsbedingungen tage- bis wochenlang sehr große körperliche Leistungen vollbracht haben? Was unterscheidet diese Menschen von Ihnen? Genetische Faktoren? Dass Sie ein Weichei sind und solche Menschen eben nicht?

Seitdem der Mensch die Natur bezwungen hat, besteht beim täglichen Weg ins Büro keine Gefahr mehr, von einem Löwen angegriffen zu werden oder über einen längeren Zeitraum ohne Nahrung zu bleiben. Nahrung findet man überall, notfalls sogar um 03:00 Uhr in der Frühe an der nächsten Tankstelle.

Solche Verhältnisse mögen zwar angenehm sein, doch dafür wurde der Stoffwechsel des Menschen nicht entwickelt, oder wie man heute eher sagen würde: Er wurde dafür von der Evolution nicht ausreichend getestet.

Der Stoffwechsel des Menschen soll ein Überleben unter widrigsten natürlichen Bedingungen – selbst wenn einmal tage- bis wochenlang keine Nahrung gefunden werden kann – ermöglichen. Dafür besitzt er entsprechende Speichermechanismen, im Wesentlichen in Form von Körperfett.

Das Problem dabei ist: Von diesen Einrichtungen macht heutzutage kaum noch jemand Gebrauch. Das moderne Verständnis des Menschen und der Medizin ist eher, dass wir keine innere Energiebatterie benötigen, da wir stattdessen gewissermaßen permanent an der Steckdose hängen können: Wenn es einmal drei Stunden lang keine Nahrung gibt, dann wird es fast schon als selbstverständlich angesehen, dass Kinder nervös und aggressiv werden oder regelrecht in sich zusammenfallen und Migräne oder einen epileptischen Anfall bekommen. Denn glücklicherweise gibt es mittlerweile überall „Steckdosen", die die verbrauchten Energien sofort wieder zurückbringen können, sei es der Supermarkt an der Ecke oder der Automat in der U-Bahn-Haltestelle.

Heute gilt es zwar als modern, sportlich und fit zu sein, und deshalb widmen viele Menschen auch einen Großteil ihrer Freizeit sportlichen Betätigungen, bei denen sie das isotonische Sportgetränk mit den leicht resorbierbaren Kohlenhydraten stets in greifbarer Nähe haben. Dass zur Fitness jedoch auch die Fähigkeit gehört, einmal längere Zeit ganz ohne Nahrung und speziell ohne Zucker zu bleiben, wird meist nicht gesehen und folglich auch nicht trainiert.

Wie bereits erwähnt wurde, nimmt man in der Medizin und den Ernährungswissenschaften mehrheitlich an, dass es sich bei der heute üblichen kohlenhydratreichen („ausgewogenen") Ernährungsweise um die natürliche und artgerechte Ernährung des Menschen handelt. Aus Sicht des Gehirns ist sie das aber auf gar keinen Fall, denn bei langjähriger Anwendung trennt sie das Gehirn vom Fettstoffwechsel ab und zwingt es stattdessen in den eher schwächlichen Kohlenhydratstoffwechsel, der kaum körperliche Energiereserven besitzt. Dies soll anhand eines Beispiels aus der Technik verdeutlicht werden.

Ganz ähnlich wie bei einem Mobiltelefon verfügt der Mensch über zwei unterschiedliche Stoffwechselarten:

- Batteriebetrieb

- Netzbetrieb

wobei der Kohlenhydratstoffwechsel im übertragenen Sinne dem Netzbetrieb entspricht. Wenn Sie einmal im Krankenhaus an einem Tropf gehangen haben, wissen Sie, wie realistisch die Vorstellung ist.

Kohlenhydrate haben den großen Vorteil, dass sie unmittelbar Energie liefern, umgekehrt aber auch die enormen Nachteile, dass

- der Körper für sie in Reinform (als Glukose beziehungsweise als Glykogen) nur sehr begrenzte Speichermöglichkeiten besitzt und

- sie kaum gepuffert direkt im Körper zur Wirkung kommen.

Speziell der letzte Punkt ist von großer Bedeutung. Denn Batterien haben ja nicht nur die Aufgabe, Energien für eine spätere netzfreie Nutzung vorzuhalten, sondern zusätzlich auch Spannungsspitzen auszugleichen. Kohlenhydrate drängen jedoch sofort ins Blut und beeinflussen hierdurch den Blutzuckerspiegel unmittelbar. Diabetiker wissen, dass sie dies oftmals schneller und verlässlicher erledigen als alle inneren Regelungsmechanismen des Organismus. Aus diesem Grund tragen sie meist sicherheitshalber einige Stücke Traubenzucker bei sich.

Wenn Sie eine Mahlzeit mit vielen leicht resorbierbaren Kohlenhydraten zu sich nehmen, würde der Blutzuckerspiegel – ohne Gegensteuerung des Organismus – möglicherweise viel zu schnell ansteigen. Im Extremfall könnte es dann zu einer Schädigung des empfindlichen Gehirns kommen. Aus diesem Grund greifen in einem solchen Fall die automatischen Regelungsmechanismen des Körpers ein, und senken den Blutzuckerspiegel – mittels Insulin – wieder auf ein vernünftiges Maß. Kommt die Energie hingegen aus der Batterie (den Energiespeichern des Körpers) – statt aus der Nahrung (Netz) –, dann ist so etwas nicht mehr erforderlich, da die Batterie den Energiestrom von vornherein in der angeforderten Stärke bereitstellen kann. Energieversorgungseinheiten für komplexe Systeme mit relativ hohen Anforderungen an eine gleichmäßige Energiebereitstellung (Beispiel: UPS-Systeme in Rechnernetzen) puffern deshalb externe Spannungsschwankungen praktisch immer mittels zwischengeschalteten Batterien ab.

Kohlenhydrate werden im Körper größtenteils als Glykogen gespeichert, und zwar einerseits 60 – 90 g in der Leber für die Versorgung des Gehirns und andererseits 100 – 400 g in den Muskeln. Auf das Glykogen der Muskelspeicher hat das Gehirn keinen Zugriff.

Insgesamt kann der Körper also maximal 2.000 Kcal in Form von Kohlenhydraten speichern, bei den meisten Menschen sind es sogar deutlich weniger. Im Vergleich dazu halten die Fettdepots beim gesunden Menschen üblicherweise 100.000 und mehr Kcal an Energie vor.

Wird das Gehirn ausschließlich mit dem Energieträger Glukose versorgt (was unter der heute üblichen Ernährung der Normalfall ist), hat es einen relativ konstanten Energiebedarf von ca. 6 g Glukose pro Stunde. Demnach kann der Leberglykogenspeicher das Gehirn für maximal 12 Stunden mit Energie versorgen. Zu beachten ist dabei, dass das Gehirn keinen eigenen Energiemetabolismus besitzt und nur über sehr geringe Glykogenvorräte verfügt.

Bei der Einhaltung einer strikt ketogenen Ernährung beziehungsweise im Hungerstoffwechsel kann der Glukosebedarf des Gehirns bis auf 1 – 2 g pro Stunde sinken. Das setzt allerdings voraus, dass das Gehirn bereits in der Lage ist, 60 – 80 % der von ihm benötigten Energie aus Ketonkörpern zu beziehen. Anders gesagt: Das Gehirn muss vollständig ketolysefähig sein.

Die Zahlen machen unmittelbar deutlich, dass Glukose im Körper lediglich eine Form der inneren Energieversorgung ist, vergleichbar etwa mit der inneren 6 V Betriebsspannung eines Rundfunkempfängers, die zuvor von einem 220-V-Netzteil herunter transformiert wurde. Die unmittelbare Beeinflussbarkeit einer solchen inneren Energieversorgung durch kohlenhydratreiche Mahlzeiten von außen demonstriert zugleich aber auch, dass Mahlzeiten mit hohen Konzentrationen an leicht resorbierbaren Kohlenhydraten für den inneren Energiestoffwechsel nicht optimal sein können, zumal sie die inneren Steuerungsmechanismen überfordern könnten. Dies gilt umso mehr, wenn Stoffwechselstörungen wie Diabetes, Insulinresistenz oder Kohlenhydratintoleranz vorliegen.

Alles, was in einer Mahlzeit an Kohlenhydraten zu viel aufgenommen wird und weder unmittelbar von den Zellen verbraucht noch in die Glykogenspeicher eingespeist werden kann, wird im Körper als Fett gespeichert. Die Energiereserve Fett (und das ist die Krux) kann jedoch nur von den Organen als Batterie genutzt werden, die grundsätzlich Fett zur Energiegewinnung verarbeiten können und nicht ausschließlich von Glukose leben, wie das unter den heutigen Ernährungsbedingungen beim Gehirn der Fall ist. Letzteres wird dann nämlich in der Regel ausschließlich vom Kohlenhydratstoffwechsel versorgt. Anders gesagt: Es ist gewissermaßen permanent an der „Steckdose" angeschlossen.

Für das Gehirn werden die Fettdepots erst angegangen, wenn sich der Leberglykogenspeicher dem Ende zuneigt, und selbst dann wird zunächst priorisiert die Glukoneogenese (das heißt, die Erzeugung von Blutzucker mittels Verzuckerung von Körpersubstanz) angeschaltet. Untersuchungen zeigen, dass ein normal trainiertes Gehirn eines „Normalessers" frühestens nach 24 Stunden damit beginnt, in nennenswerten Mengen die aus Fett hergestellten Ketonkörper für die eigene Energieversorgung zu verwerten, erst nach 48 Stunden kann die Ketonkörper-Nutzung als einigermaßen zufriedenstellend bezeichnet werden, und erst nach 120 Stunden ist sie wirklich gut. Da die Glykogenvorräte der Leber jedoch bereits nach 12 Stunden aufgebraucht sind (und der Körper sie darüber hinaus ungern bis ans Limit ausschöpft), hat dies zwangsläufig zur Folge, dass zunächst immer die Glukoneogenese und die Ausschüttung von Cortisol Vorrang haben.

Der Vorgang wird von den meisten Menschen als äußerst unangenehm empfunden, da er unter Beteiligung der Stresshormone Cortisol und auch Adrenalin erfolgt. Stress zu erleben bedeutet nichts anderes, als dass es im Inneren des Körpers zu einer verstärkten Ausschüttung von Stresshormonen kommt.

Typische Symptome in solchen Phasen können unter anderem sein:

- Starkes Gähnen
- Schwächegefühl
- Müdigkeit
- Kopfschmerzen
- Heißhunger, insbesondere auf Kohlenhydrate
- Zittern
- Herzklopfen
- Blutdruckschwankungen
- Kalter Schweiß
- Nasenverstopfung
- Albträume (während des Schlafs)
- Unruhe

- depressive Verstimmungen, aber auch Aggressivität

- sexuelle Unlust

- Konzentrationsschwierigkeiten

- Sprachstörungen

- Sehstörungen

- Krämpfe

- Bewusstseinsstörungen, bis hin zur Bewusstlosigkeit

- Migräne, epileptische Anfälle

Es bilden sich also Symptome aus, die auch von anderen Suchterkrankungen (Alkohol, Tabak, Heroin etc.) als „Entzugssymptome" bekannt sind, und die maßgeblich etwas mit der verstärkten Ausschüttung von Stresshormonen in „Mangelsituationen" zu tun haben. Und in der Tat befindet sich das Gehirn längst in einer gefährlichen Energiemangelsituation, denn einerseits ist es von Glukose als dem einzigen nutzbaren Energieträger abhängig, andererseits signalisieren ihm die inneren körperlichen Überwachungsmechanismen, dass sich die Glukosevorräte in der Leber dem Ende zuneigen.

Als normale Gegenreaktionen stehen in dieser Situation zwei Maßnahmen zur Verfügung:

- Als körperliche Maßnahme: Glukoneogenese zwecks Verzuckerung von Körpersubstanz zur energetischen Versorgung des Gehirns mit Glukose. Dabei isst sich der Körper gewissermaßen selbst auf.

- Als individuelle Maßnahme: Essen/Trinken, insbesondere von kohlenhydratreichen Speisen und Getränken, die für eine schnelle Glukosebereitstellung sorgen.

Dies erklärt vielleicht, warum Diätwillige manchmal mitten in der Nacht aufstehen, um sich trotz aller Vorsätze und Schwüre über den Inhalt des Kühlschranks herzumachen, obwohl sie zugleich Unmengen gespeicherte Energie in ihrem Körper tragen. Ihr Verhalten ähnelt in vielen Punkten dem anderer Suchterkrankten (zum Beispiel dem von Rauchern).

Ist in der Situation, in der man sich gerade befindet, Essbares nicht leicht greifbar, bleibt im Wesentlichen nur noch die Glukoneogenese als rettende Maßnahme. Sie geht – wie beschrieben – mit einem Ausschütten von

Stresshormonen einher. Die Auswirkungen auf das eigene Befinden können – wie dargelegt – dramatisch sein.

Viele moderne Menschen nehmen heute täglich Unmengen an leicht resorbierbaren Kohlenhydraten – zum Teil in Form von Softdrinks – und Stärkeprodukten zu sich. Sie befinden sich hierdurch gewissermaßen permanent im „Netzbetrieb", wobei ihr Gehirn praktisch ausschließlich von Glukose lebt.

Längere Nahrungspausen sind für sie kaum mehr verkraftbar. Schon nach wenigen Stunden ohne Nahrungszufuhr geraten sie unweigerlich in eine Krise: Sie werden nervös, müde, unkonzentriert, aggressiv, unruhig usw. und zeigen eine Vielzahl der weiter oben aufgeführten Symptome. Ein inneres Umstellen des Gehirnstoffwechsels auf den Energieträger Fett, der in reichlichen Mengen in ihrem Körper vorhanden ist, unterbleibt jedoch. Stattdessen wird schnell ein weiterer Snack oder ein Softdrink zu sich genommen.

Migräne-Ärzte geben ihren Patienten oft den Rat: „Führen Sie ein regelmäßiges Leben, lassen Sie keine Mahlzeiten aus, schlafen Sie regelmäßig, nicht zu lang und nicht zu kurz. Essen Sie eher fünfmal am Tag. Bevorzugen Sie kohlenhydratreiche Speisen, schließlich wandelt das Gehirn ausschließlich Glukose in Energie um. Stehen Sie möglichst immer zur gleichen Zeit auf, auch am Wochenende. Frühstücken Sie selbst sonntags zur gewohnten Zeit. Danach können Sie sich, sofern Sie wollen, wieder ins Bett legen.".

Dieser Rat mag zwar als erste Notfallmaßnahme für Schwerstbetroffene durchaus seine Berechtigung besitzen, leider verschleiert er vollständig, dass die Anforderung an die Regelmäßigkeit nicht naturgegeben ist, sondern durch die moderne kohlenhydratreiche Ernährungsweise und die zivilisatorischen Lebensumstände erst hervorgerufen wird. Das anzustrebende Ziel sollte deshalb auf lange Sicht weniger ein regelmäßiges Leben sein, als viel mehr eine Lebensweise, die von den natürlichen Mechanismen und Fähigkeiten des menschlichen Stoffwechsels und des Gehirns Gebrauch macht. Dazu gehört insbesondere die Fähigkeit des Gehirns, Ketonkörper (das heißt, Fettabbauprodukte) in Energie umzuwandeln. Bei der mit der Migräne eng verwandten Epilepsie gehört dies längst zum etablierten Wissen der Neurologie. Es darf deshalb verwundern, wenn Neurologen auf der einen Seite schwere Epileptiker, bei denen die üblichen Medikamente keine ausreichende Wirkung zeigen, mit kohlenhydratarmen, ketogenen Diäten behandeln, Migränikern auf der anderen Seite jedoch kohlenhydratreiche Ernährungsweisen empfehlen, und zwar ausgerechnet auch noch mit dem Hinweis, dass das Gehirn ohnehin nur Glukose in Energie umwandeln könne. Geradezu grotesk wird die Sache jedoch vor dem Hintergrund, dass die leistungsfähigsten Medikamente zur vorbeugenden Behandlung der Migräne (sogenannte Prophylaktika) überwiegend Antiepileptika sind.

Im Übrigen ist der Rat zur Regelmäßigkeit auch aus anderen Gründen wenig sinnvoll. Wie wir gesehen haben, handelt es sich bei der einseitigen Ausrichtung des Gehirns auf den Energieträger Glukose gewissermaßen um ein Suchtproblem: Das Gehirn ist süchtig nach Glukose und dominiert mit seiner Gier den restlichen Körper. Anderen Süchtigen (zum Beispiel Zigarettenrauchern) würde man niemals den Rat erteilen, regelmäßig das Suchtmittel zu konsumieren (zum Beispiel sich jede Stunde eine Zigarette anzuzünden), damit sie nicht unter den hässlichen Suchtsymptomen zu leiden haben.

Ziel sollte es deshalb sowohl für Übergewichtige als auch für unter neurologischen Anfallserkrankungen leidenden Patienten (Migräne, Epilepsie etc.) sein, den Körper wieder lernen zu lassen, wie er sich über einen längeren Zeitraum und notfalls ohne weitere Nahrungsaufnahme mit den in seiner inneren Batterie gespeicherten Energien selbst versorgen kann. Grundvoraussetzung dafür ist allerdings, dass das Gehirn aus der Netzsteckdose gezogen und von seiner ausschließlichen Glukoseabhängigkeit befreit wird.

Wir Menschen wurden nicht für Regelmäßigkeiten, sondern für Unregelmäßigkeiten gebaut. Unter zu regelmäßigen Bedingungen, das heißt, bei zu geringen äußeren Anforderungen, verkümmern viele unserer Funktionen und Fähigkeiten. Das ist selbst bei den inneren Steuerungsmechanismen der Fall.

Wenn Sie sich beispielsweise nie schnell und dauerhaft bewegen, werden Sie die dafür erforderlichen körperlichen Fähigkeiten sukzessive verlieren. Eventuell werden Sie dann für andere gar als schwerfällig und unfit gelten. Sollten sich darunter auch potenzielle Sexualpartner befinden, könnte Sie das in ganz besonderem Maße motivieren, Ihre ursprüngliche Fitness durch Joggen und sonstige sportliche Betätigungen wieder herzustellen.

Doch worum handelt es sich beim Lauftraining? Die simple Antwort darauf ist: um Unregelmäßigkeiten! Denn während des Laufens fordern Sie Ihren Körper auf eine völlig andere Weise, als Sie das sonst tun (und das wiederum umso mehr, je abwechslungsreicher und „unregelmäßiger" das Lauftraining selbst gestaltet wird). Und genau das bewahrt dem Organismus letztlich seine Fähigkeit, beispielsweise eine Strecke über 5.000 Meter am Stück laufen zu können, und Ihnen ganz nebenbei einen Teil Ihrer Attraktivität.

Hinter dem Bedürfnis, schlank zu bleiben, steckt überwiegend die gleiche Motivation, nämlich für potenzielle Sexualpartner attraktiv zu bleiben. Anders ließe es sich zum Beispiel nicht erklären, dass viele Frauen und Männer in der Ehe – im Vergleich zu Singles – deutlich an Gewicht zunehmen.

Das folgende Kapitel wird Ihnen zeigen, wie Sie Ihr Ziel, möglichst dauerhaft schlank zu bleiben, erreichen können. Dabei wird es vor allem darum gehen, die über Hunderte von Millionen Jahren per Evolution entstandenen körperlichen Mechanismen zur inneren Selbststeuerung wieder zu reaktivieren, die unter halbwegs ursprünglichen Verhältnissen eigenständig für eine ausgeglichene Energiebilanz und die optimale Energiebereitstellung für das Gehirn sorgen können, schließlich ist der Mensch kein altes Grammofon, das regelmäßig per Hand angetrieben und gesteuert werden muss, um einigermaßen in Laufruhe zu bleiben, sondern die „Krone der Schöpfung".

Mit anderen Worten: Sie werden lernen, die Handsteuerung bei der Energiebilanzierung abzuschalten und Ihren inneren Auto-Piloten anzuschalten, damit Sie sich wieder auf die wesentlichen Dinge Ihres Lebens konzentrieren können.

5 Maßnahmen

In diesem Kapitel sollen nun schließlich Maßnahmen vorgestellt werden, mit denen sich das Ziel, schlank zu werden und (ohne Jojo-Effekt) zu bleiben, möglichst effizient erreichen lässt. Allerdings kann es dafür naturgemäß keine Garantie in jedem Einzelfall (und bei schwersten Adipositasfällen sowieso nicht) geben. Bei manchen Menschen hat Übergewicht andere Ursachen, als es im vorliegenden Buch angenommen wird, und dann wird man mit den vorgestellten Empfehlungen wenig bis gar nichts erreichen können.

Auch dürften einige der angeführten Maßnahmen ungeeignet für Diabetiker oder Menschen mit eingeschränkter Nierenfunktion sein. In diesem Fall sollten sie – wenn überhaupt – nur unter ärztlicher Aufsicht durchgeführt werden.

Dennoch bin ich mir relativ sicher, dass sehr viele Übergewichtige und Noch-Schlanke von den vorgestellten Maßnahmen profitieren können, und zwar primär aufgrund des epidemischen Charakters der globalen Übergewichtswelle. Für diese Entwicklung muss es schließlich einen Grund geben.

Die bisherigen, von der Medizin und den Ernährungswissenschaften geäußerten Erklärungen für die weltweite Zunahme von Übergewicht und Adipositas überzeugen jedenfalls nicht. Genetische Gründe können von vornherein ausgeschlossen werden, denn Gene ändern sich so schnell und vor allem weltweit nicht.

Am Fettkonsum kann es ebenfalls nicht liegen, denn der Anteil der Übergewichtigen nimmt auch in Ländern zu, in denen der Anteil des Fetts an der täglichen Kalorienaufnahme seit Jahrzehnten rückläufig ist.

Schließlich ist auch das Argument, dass wir zu viel essen und uns zu wenig bewegen, nicht wirklich stimmig, zumal Übergewicht in den Industrienationen eher mit Armut assoziiert ist. Denn eine Frage bleibt auch dabei unbeantwortet: Warum hören wir nicht einfach auf zu essen, wenn wir bereits etliche Kilogramm Fett zu viel auf dem Leib tragen?

Warum etwa stehen hochgradig übergewichtige Menschen oftmals mitten in der Nacht auf, um sich weitere Kalorien einzuverleiben? Warum verbraucht ihr Körper nicht stattdessen zunächst die Kalorien, die er bereits in überreichlichen Mengen selbst besitzt? Ein auf einem ganzen Berg gesammelter Eicheln schlafendes Eichhörnchen würde jedenfalls nicht mitten in der Nacht aufstehen, um panisch weitere Eicheln zu sammeln.

Die evolutionär-systemische Analyse des vorliegenden Textes liefert auf die gestellte Frage eine meiner Ansicht nach äußerst plausible Antwort: Das Gehirn von Übergewichtigen hat keine Verwendung für die zahlreichen Kalorien der körperlichen Fettdepots, denn es ist ausschließlich an Glukose als Energieträger interessiert. Glukose kann jedoch nur zu einem ganz geringen Anteil aus den Triglyceriden der Fettzellen produziert werden.

Auch legen die Analysen nahe, dass sich die Übergewichtsepidemie unter den aktuell gültigen offiziellen Ernährungsempfehlungen eher noch weiter verschärfen könnte, da solche Diäten die alleinige Ausrichtung des Gehirns auf den Betriebsstoff Glukose gewissermaßen zementieren. Dies gilt umso mehr, als die meisten Menschen die von der Ernährungsberatung empfohlenen ballaststoffreichen Lebensmittel aus evolutionären Gründen überhaupt nicht vertragen. Aus diesem Grund lässt sich vermuten, dass allgemeine Ernährungsempfehlungen für kohlenhydratreiche Diäten einen erhöhten Konsum an Zucker und Weißmehl in der Bevölkerung zur Folge haben werden. Aufgrund der allgemeinen Entwicklung des Ernährungsverhaltens der Bevölkerungen von Industrienationen in den letzten Jahrzehnten kann die These praktisch als verifiziert gelten.

Bei der langjährigen durchgehenden Anwendung einer kohlenhydratreichen Ernährung verliert das Gehirn der meisten Menschen die Fähigkeit, spontan Ketonkörper zu metabolisieren. Es ist dann nicht länger verzögerungsfrei ketolysefähig. Die Medizin sieht das zwar überwiegend als unproblematisch an, in Wirklichkeit handelt es sich jedoch um ein gravierendes körperliches Defizit mit erheblichen negativen gesundheitlichen Folgewirkungen, da der Körper dann nicht länger in der Lage ist, mittels Eigensteuerung für eine ausgeglichene Energiebilanz zu sorgen. Man muss so etwas dann selbst erledigen, beispielsweise durch Hungern und/oder Sport. Gelingt einem das nicht, hat man gute Chancen, dauerhaft übergewichtig zu werden.

Im Folgenden wird es also vor allem darum gehen, Ihre Fitness zu steigern. Nun werden Sie vielleicht sagen: „Ausreichend fit bin ich bereits, denn ich jogge dreimal pro Woche eine Strecke von zehn Kilometern, und vier Stockwerke schaffe ich ebenfalls zu Fuß, ohne nennenswert außer Atem zu geraten." Die Frage ist jedoch: Können Sie auch einen ganzen Tag auf

Kohlenhydrate oder vielleicht sogar auf alle kalorienhaltigen Speisen und Getränke verzichten, ohne dabei einen nennenswerten Leistungsverlust zu erleiden? Nein? Nun, dann sind Sie nicht wirklich fit.

Wie Sie gleich sehen werden, besteht ein Großteil der empfohlenen Maßnahmen aus Erläuterungen verschiedener, vorwiegend kohlenhydrat-armer (*Low-Carb-*)Diäten. Möglicherweise werden Sie denken: „Warum erklärt mir der Autor nicht einfach, was ich essen soll, um schlank zu bleiben?"

Dies hat im Wesentlichen zwei Gründe: Zum einen geht es bei den emp-fohlenen Maßnahmen gar nicht so sehr ums Essen – und damit um die Frage, was und wie viel man essen soll –, sondern eher ums Nicht-Essen, das heißt, um die lange Zeit nach der Nahrungsaufnahme, wenn die Versorgung der Körperorgane – einschließlich des Gehirns – aus den verschiedenen Energiedepots (der Batterie) des Organismus erfolgt. Die meisten Diäten und Ernährungsprogramme fokussieren jedoch – wie noch gezeigt wird – fast ausschließlich auf die Nahrungsaufnahme. Auf eine Kurzformel gebracht sollte man sich gemäß ihnen stets so ernähren, dass es möglichst zu keinen weiteren Fettspeicherungen kommt. Das Thema der optimalen Nutzung (Verbrennung) des bereits vorhandenen Körperfetts gerät hierdurch jedoch – zu Unrecht – in den Hintergrund.

Der andere Grund: Das gesetzte Hauptziel der empfohlenen Maßnahmen, die Ketolysefähigkeit des Gehirns zu reaktivieren und dem Körper damit die Fähigkeit zurückzugeben, selbst für eine ausgeglichene Energiebilanz zu sorgen – sodass man sie nicht ständig manuell über das Essen regulieren muss –, kann auf recht unterschiedliche Weisen erreicht werden. Viele Diäten scheitern jedoch keineswegs daran, dass sie nicht wirken, sondern dass sie von den Anwendern nicht langfristig durchgehalten werden können.

Erschwerend kommt hinzu, dass die Diätanwender (im Folgenden kurz *Diätler* genannt) oftmals gar nicht wissen, warum die von ihnen gewählte angebliche Wunderdiät überhaupt wirkt. So etwas verunsichert nicht nur, es kann auch zu falschen Entscheidungen und insbesondere zu einem zu starren bis zwanghaften Diätverhalten führen, das auf Dauer sowieso nicht durchgehalten wird.

Viele Diätler fragen sich zum Beispiel, wie es sein kann, dass ihnen auf der einen Seite geraten wird, sich beim Fett (da Fett die meisten Kalorien besitzt) und den Kalorien insgesamt zurückzuhalten, während die Atkins-

Diät dies nicht für erforderlich hält und im Grunde sogar das genaue Gegenteil davon propagiert. Sie fragen sich, wie eine Diät wirken kann, bei der sie sich weder beim Fett noch streng genommen bei den Nahrungskalorien zurückhalten müssen.

Bei der Diät-Durchführung halten sie sich dann Tag für Tag penibel an die Vorgaben, weil sie glauben, das Geheimnis der Diät stecke im exakten Einhalten ihrer Prinzipien. Eine einfache Einladung bei Freunden führt oftmals bereits zu erheblichem Stress, weil der ganze Abend vom Verzicht geprägt ist. Schließlich geben sie auf.

Die im vorliegenden Text gewählte Vorgehensweise ist deshalb eine ganz andere: Im Vordergrund steht die Erläuterung des vermutlichen Wirkmechanismus der angeführten Diäten und anderer Maßnahmen wie dem Heilfasten. Der Vorteil ist, dass Ihnen hierdurch langfristig mehr Diätoptionen zur Verfügung stehen. Anders gesagt: Sie werden in Ihren Entscheidungen freier. Denn es geht dabei vor allem um die Trainierung und Aufrechterhaltung der Ketolysefähigkeit Ihres Gehirns, einer Fähigkeit, die jeder Mensch letztlich in die Wiege gelegt bekommen hat, die aufgrund der in unserer Gesellschaft üblichen Ernährung jedoch im Allgemeinen verkümmert ist.

Training sollte jedoch niemals in Zwang ausarten. Wenn Sie sich läuferisch ganz normal fit halten wollen, dann müssen Sie keineswegs Tag für Tag um Punkt 17:00 Uhr zu Ihrem gewohnten Dauerlauf über eine Distanz von 10 km antreten. Es würde reichen, dies lediglich zwei- oder dreimal die Woche zu tun. Und es würde sogar genügen, bei schlechtem Wetter oder beruflichem Stress einmal eine ganze Woche auszusetzen (und stattdessen lediglich ein wenig in der Wohnung zu tanzen) und erst in der darauf folgenden Woche wieder mit dem Training aufzusetzen. Wie Sie sehen: Hier geht es nicht um täglich penibel einzuhaltende Regeln, sondern um Training, und das hat eher etwas mit Unregelmäßigkeiten zu tun, wie bereits dargelegt wurde.

Ein wichtiger abschließender (nochmaliger) Hinweis:

- Die Empfehlungen richten sich in erster Linie an Gesunde. Leiden Sie beispielsweise unter Diabetes oder besitzen Sie nur noch eingeschränkte Nierenfunktionen, dann sollten Sie vor einer Anwendung unbedingt Ihren Arzt konsultieren.

5.1 Grundsätzliches

Ich beginne mit Dingen, die generell zu beachten sind, die also gewissermaßen grundsätzlicher Art sind. Dazu gehört:

* Meiden Sie nach Möglichkeit alle zuckerhaltigen Speisen und Getränke und alle sonstigen Lebensmittel mit leicht resorbierbaren Kohlenhydraten (Mehlspeisen etc.). Für Süßstoffe enthaltende Lebensmittel gilt das Gleiche.

Nun müssen Sie das allerdings nicht sklavisch jeden Tag bis an Ihr Lebensende tun. Wenn Sie zum Beispiel auf Süßigkeiten nicht verzichten können oder wollen, dann sollten Sie versuchen, an fünf oder sechs Tagen in der Woche ohne sie auszukommen (was natürlich in gleicher Weise auch für die Getränke gilt). Und an den übrigen Tagen sündigen Sie dann, und zwar ohne jedes schlechte Gewissen. Funktionieren dürfte eine solche Strategie allerdings nur dann, wenn Sie nicht zuckersüchtig sind. Wenn Ihr Gehirn noch sklavisch am Glukose-Tropf hängt und keinen Tag Rückfall auf eine kohlenhydratreiche Nahrung verträgt, sollten Sie in den ersten Wochen und Monaten vielleicht besser konsequent bei einer der kohlenhydratarmen Diätformen bleiben, die in den folgenden Abschnitten noch näher erläutern werden.

Ferner ist zu beachten:

* Meiden Sie Lebensmittel und Gerichte, nach deren Genuss Sie sehr müde werden, denn sie lösen bei Ihnen ungünstige Stoffwechselreaktionen aus.

* Meiden Sie Lebensmittel, gegen die Sie einen unbewussten Widerwillen oder gar Ekel verspüren. Sie sind zumindest zu dem Zeitpunkt für Sie nicht gesund, und sie werden es auch nicht dadurch, dass einige Studien in ihnen Nährstoffe mit angeblich günstigen gesundheitlichen Wirkungen ausgemacht haben wollen. Rohe Austern beispielsweise werden nicht allein dadurch bekömmlich, dass sie gemäß Studien einen überragend hohen Zinkanteil besitzen. Allerdings ist es durchaus möglich, sich vorsichtig an neue Lebensmittel heranzuwagen, sodass sich in der Folge auch der persönliche Geschmack und die Ernährungsgewohnheiten ändern.

* Meiden Sie nach Möglichkeit Lebensmittel mit problematischen Lebensmittelzusätzen wie Glutamat, Süßstoffe, Konservierungsstoffe

usw. Solche Zusätze können unerwünschte Stoffwechselreaktionen (inklusive Hungergefühle, starker Appetit) verursachen.

- Essen Sie möglichst naturbelassen. Selbst Bio-Schokolade ist ein reines Kunstprodukt, zu dessen Herstellung es aufwendiger Fermentierungsprozesse bedarf. Je natürlicher ein Lebensmittel ist, desto besser.

- Meiden Sie vor allem zuckerreiche Getränke. Auch bei kalorischen Getränken handelt es sich schließlich um Nahrung! Und: Solche Getränke können – mehrfach täglich konsumiert – die Glukoseabhängigkeit Ihres Gehirns regelrecht zementieren. Viele jüngere Menschen missbrauchen Softdrinks als „Glukose-Tropf".

- Kaufen Sie nicht unbedingt süße Getränke und Speisen auf Vorrat (zum Beispiel etliche große Eisportionen für die Tiefkühltruhe), vor allem dann nicht, wenn Sie alleine leben. Denn solange Ihr Gehirn glukosesüchtig ist, haben einfach zugängliche Kohlenhydratvorräte die Neigung, sich rasch zu verbrauchen.

- Je später ein Lebensmittel in der Evolution Teil der menschlichen Nahrung geworden ist, desto problematischer kann es für Sie sein, insbesondere dann, wenn es heute zu den Grundnahrungsmitteln gehört und im Allgemeinen täglich und in Mengen zu sich genommen wird. Im Blickpunkt stehen hier an erster Stelle Zucker, Milch- und Getreideprodukte, mit denen viele Menschen auch gewichtsmäßig Probleme bekommen. Das heißt nun aber nicht, dass Sie solche Lebensmittel in Zukunft meiden müssen. Das empfehle ich generell nur, wenn Sie allergisch darauf reagieren. Die Aussage ist eher: Werfen Sie einmal einen kritischen Blick auf solche Lebensmittel, und machen Sie sie nicht unbedingt zu Ihrem alles beherrschenden Grundnahrungsmittel.

- Viele Menschen vertragen Rohkost nur ungenügend, da ihre Verdauungsorgane nicht leistungsfähig genug dafür sind. Essen Sie Rohkost deshalb besser nur gelegentlich (nicht täglich) oder in kleineren Portionen (zum Beispiel als bescheidene Vorspeise oder Beilage).

- Die gleiche Aussage gilt für Vollkornprodukte und generell für alle sehr ballaststoffreichen Lebensmittel.

- Trinken Sie weder zu viel noch zu wenig. Hören Sie auf Ihr Durstgefühl. Achten Sie beim Trinken auch auf den Natriumhaushalt. Mehrere Liter natriumarmes Wasser pro Tag sind definitiv nicht zu empfehlen.

- Ernähren Sie sich weder fettarm noch über einen längeren Zeitraum in einer Weise unterkalorisch, bei der Sie ständig Hunger haben. Von solchen Diäten ist dringend abzuraten.

Bei den genannten Punkten handelt es sich mehrheitlich um Kann-Bedingungen: Sie können für Sie relevant sein, müssen es aber nicht. Und: Viele potenzielle Nebenwirkungen können Sie durch gezielte Unregelmäßigkeiten abmildern bis vermeiden. In diesem Sinne ist auch das häufige Wort „möglichst" zu verstehen. Wenn Sie beispielsweise sonntags bei Freunden zu Kaffee und Kuchen eingeladen sind, dann besteht keine zwingende Notwendigkeit, sich nun als Spaßbremse hervorzutun (jedenfalls, wenn Sie schon ein wenig länger gemäß den hier beschriebenen Prinzipien leben), indem Sie etwa durch Ihren demonstrativen Verzicht auf die Torte auch allen anderen den Kuchengenuss verleiden. Essen Sie ohne schlechtes Gewissen ein Stück Kuchen mit. Und dann nehmen Sie sich vor, sich in den nächsten Tagen etwas rigoroser bei den Kohlenhydraten zurückzuhalten.

5.2 Diäten mit fester Kohlenhydratbeschränkung

Einige kohlenhydratarme Diäten schränken die täglich zugelassene Menge an Kohlenhydraten sehr stark ein, ohne allerdings dabei den Zustand der Ketose gezielt anzustreben.

Beispielsweise nennt die Lutz-Diät eine Obergrenze an Kohlenhydraten von 6 BE = 72 g Kohlenhydrate pro Tag. Dieses Limit muss in den meisten Fällen keineswegs sklavisch eingehalten werden, schwankende Muster sind durchaus erlaubt (z. B. 100 g am Montag, 30 g am Dienstag) und auf lange Sicht sogar wünschenswert, wie es im Text bereits erläutert wurde.

Gemäß Wolfgang Lutz verbraucht das Gehirn bei ausschließlicher Glukoseversorgung pro Tag durchschnittlich 150 g Glukose, die sonstigen Organe 75 g, zusammen also etwa 225 g Glukose in 24 Stunden. Dies ergibt einen Glukose-Bedarf des Gesamtkörpers von 9,4 g pro Stunde.

Lutz empfiehlt, nur so viele Kohlenhydrate per Nahrung aufzunehmen, wie man während der Verdauung unmittelbar verbrauchen kann. Alles, was darüber hinaus gehe, sei von Nachteil, da es mittels Insulin in Fett umgewandelt werde.

Nimmt man für drei eingenommene Mahlzeiten insgesamt eine Verdauungszeit von 8 Stunden an, so ergibt sich gemäß seinen Vorgaben ein sinnvoller täglicher Glukose-Bedarf von 8 x 9,4 g = ca. 72 g Kohlenhydrate = 6 Broteinheiten (BE). Die Rechnung ergibt somit eine optimale beziehungsweise maximale Menge an täglich aufzunehmenden Kohlenhydraten von 6 BE.

Bei der Lutz-Diät und ebenso bei vielen anderen Diäten mit fester Kohlenhydratbeschränkung ist die Gesamtmenge der täglich maximal aufzunehmenden Kohlenhydrate meist niedriger als der Gesamtbedarf des Körpers an Glukose und in aller Regel sogar deutlich niedriger als der des Gehirns bei reiner Glukoseversorgung. Die fehlende Glukose muss folglich entweder mittels Gluconeogenese durch den Stoffwechsel selbst produziert werden, oder alternativ durch Ketonkörper ersetzt werden. Da die Gluconeogenese für den Körper auf Dauer wenig effizient ist (höchstens bei sehr hoher Proteinzufuhr durch die Nahrung), führen kohlenhydratarme Diäten mit einer stark eingeschränkten Gesamtmenge an täglich aufzunehmenden Kohlenhydraten zwangsläufig zu einer fundamentalen Stoffwechselumstellung im Körper. Dabei dürfte es unter anderem zu einer Aktivierung der Ketolysefähigkeit des Gehirns kommen.

Typische Vertreter von Diäten mit fester Kohlenhydratbeschränkung (ohne dabei den Zustand der Ketose gezielt anzustreben) sind die Lutz-Diät, die Optimale Diät von Jan Kwasniewski, die Atkins-Diät ab den Phasen 2 und 3 und die South-Beach-Diät ab der Phase 2.

Kohlenhydratarme Diäten mit einer täglichen Kohlenhydratbeschränkung von 30-75g können von gesunden Menschen, die unter keiner Stoffwechselerkrankung leiden, gegebenenfalls lebenslänglich durchgeführt werden, ohne dass es dabei zu gesundheitlichen Störungen kommt. Aufgrund des meist recht hohen Anteils an tierischen Lebensmitteln sind solche Diäten im Allgemeinen sehr nährstoffreich und insbesondere bezüglich des Gehalts an Vitaminen, Mineralstoffen und Spurenelementen vegetarischen Diäten überlegen. Bei sehr hohen körperlichen Anforderungen (zum Beispiel sportlichen Wettkämpfen) kann es allerdings sinnvoll sein, die Kohlenhydratzufuhr kurzzeitig entsprechend anzuheben.

Wenn Sie in ärztlicher Behandlung sind, sollten Sie vor der Durchführung einer Diät mit fester Kohlenhydratbeschränkung unbedingt noch einmal mit Ihrem Arzt sprechen. Dies gilt insbesondere dann, wenn Sie unter Diabetes, eingeschränkten Nierenfunktionen, Autoimmun-Erkrankungen oder einer Krankheit leiden, zu deren Behandlung Ihnen Antiepileptika oder Betablocker verordnet wurden. Auch kann die Erstellung eines großen Blutbildes sinnvoll sein, da sich im Laufe solcher Diäten bestimmte kritische Blutwerte wie HDL/LDL-Verhältnis, Triglyceride, Harnsäure meist signifikant verbessern. Bei einer späteren Blutabnahme könnten Sie den Erfolg der Diät auch in dieser Hinsicht verifizieren. Ein sehr schneller und radikaler Einstieg in die Diät kann in den ersten Tagen starke Stressreaktionen und Hypoglykämien (Unterzuckerungen) zur Folge haben, wie dies auch von Fastenkuren her bekannt ist. Man stellt sich also entweder von vornherein auf die denkbaren Nebenwirkungen (bis hin zu Migräneattacken und epileptischen Anfällen bei Epileptikern) ein, oder beginnt die Diät sanfter und vermeidet auf diese Weise einen Großteil der Nebenwirkungen.

5.3   Ketogene Diäten

Wird der Kohlenhydratanteil in der Nahrung eine längere Zeit lang auf unter 30 g pro Tag reduziert, benötigt das Gehirn – ähnlich wie beim Fasten – eine weitere Energieversorgung zusätzlich zur Glukose, und zwar deutlich schneller, als dies bei den Diäten des vorangegangenen Abschnitts der Fall ist. Wie bereits erläutert wurde, werden dazu in der Leber Fettabbauprodukte in sogenannte Ketonkörper umgewandelt, die von den Organen und – nach der Reaktivierung der zerebralen Ketolysefähigkeit – auch vom Gehirn für die Energiegewinnung genutzt werden können. Befinden sich im Blut schließlich mehr Ketonkörper als Glukose, spricht man vom Zustand der „Ketose".

Das Erreichen der Ketose kann durch Anwendung von Kestostix-Teststreifen aus der Apotheke – die dabei kurz in den Urin gehalten werden – relativ verlässlich überprüft werden. Absolut sicher ist man dabei allerdings nicht, denn der Test schlägt nur dann positiv aus, wenn Ketonkörper über die Niere ausgeschieden werden. Wenn jedoch alle Organe bereits vollständig ketolysefähig sind und die Ketonkörper effizient verbraucht werden, muss dies nicht unbedingt der Fall sein.

Ist der Zustand der Ketose Ziel der Diät, nennt man die Diät ketogen. In diesem Sinne gehören auch die Anfangsphase (Phase I) der Atkins-Diät und der South-Beach-Diät zu den ketogenen Diäten. Allerdings versteht man unter dem Begriff „Ketogene Diät" – speziell im Rahmen der Epilepsiebehandlung – üblicherweise eine ganz bestimmte sehr fettreiche Diät (Fettanteil an den Gesamtkalorien >= 80%). Im Folgenden soll der Begriff „ketogene Diät" jedoch allgemeiner im Sinne einer Diät, die den Zustand der Ketose zum Ziel hat, verwendet werden.

Ketogene Diäten haben sich insbesondere bei Epilepsien bewährt. An einem erheblichen therapeutischen Nutzen bei der Epilepsiebehandlung kann heute kein Zweifel mehr bestehen. Daneben konnten günstige Wirkungen bei Depressionen, Migräne und verschiedenen anderen Erkrankungen nachgewiesen werden. Auch werden positive Effekte bei der Vermeidung und Behandlung von Krebserkrankungen behauptet (siehe Coy und Kämmerer et al. in der Literatur) beziehungsweise diskutiert.

Bei der Anwendung der ketogenen Diät wird meist auf einen recht hohen Fettanteil in der Nahrung geachtet. Werden die eingesparten Kohlenhydrate allerdings im Wesentlichen durch Proteine und nicht durch Fette ersetzt, ist ein Zustand der Ketose für entsprechend disponierte Personen mitunter kaum zu erreichen. Möglicherweise verstärkt der Körper bei ihnen vorrangig die Glukoneogenese (Produktion von Glukose aus den reichlichen Nahrungsproteinen), anstatt auf den Fettstoffwechsel umzustellen. Günstig kann sich in diesen Fällen eine Reduzierung der Kalorienaufnahme auswirken, da der Körper dann eher versuchen wird, die fehlenden Kalorien aus dem Körperfett bereitzustellen. Indirekt ist eine solche Ernährung also gleichfalls reich an Fett, allerdings an Körperfett. Man sollte sich jedoch immer nur kurzzeitig unterkalorisch ernähren.

Vor der Anwendung einer ketogenen Diät sollten Sie unbedingt mit Ihrem Arzt sprechen. Auch ist die regelmäßige Überprüfung der Blutwerte zu empfehlen. Ein sehr schneller und radikaler Einstieg in die ketogene Diät kann in den Anfangstagen schwere Stressreaktionen und Hypoglykämien (Unterzuckerungen) zur Folge haben. Auf so etwas sollten Sie also eingestellt sein. Bei vorhandenen Autoimmun-Erkrankungen sollte die ketogene Diät nur unter ärztlicher Aufsicht durchgeführt werden. Eine Kombination der ketogenen Diät mit Antiepileptika (zum Beispiel Valproinsäure, Topiramat) empfiehlt sich nicht.

Die obigen Ausführungen sollen keineswegs suggerieren, dass die langfristige Einhaltung einer ketogenen Diät ungesund ist. Das scheint auch keineswegs der Fall zu sein, wie eine Langzeitstudie des Johns Hopkins Children's Center gezeigt hat. Sie kam zu dem Ergebnis, dass eine langfristige ketogene Ernährung zu keinen negativen gesundheitlichen Nebenwirkungen wie Herz-, Kreislauf-, Leber- oder Nierenproblemen führt. Auch muss die Diät nicht langweilig sein. Allerdings reagieren einzelne Stoffwechseltypen ungünstig auf die Diät. Zu beachten ist ferner, dass bei Diäten mit eingeschränkter Nahrungsvielfalt stets die Gefahr einer zu einseitigen Ernährung besteht (zum Beispiel tagelang nur Salami).

Interessanterweise begründet die mit einer ketogenen Phase beginnende Atkins-Diät ihre eigene Wirkungsweise – zumindest neuerdings in einigen Publikationen – primär über den Insulinmechanismus, wie die folgenden Ausführungen aus Westman/Phinney/Volek (siehe Literaturverzeichnis) belegen:

Wenn wir den Kohlenhydratstoffwechsel als metabolischen Platzhirsch darstellen, soll dies das Verständnis erleichtern, was es bedeutet, von einer vornehmlichen Kohlenhydratverbrennung auf vornehmliche Fettverbrennung umzusteigen. Das geht nämlich so: Kohlenhydrate werden bei der Verdauung in Einfachzucker gespalten, die in die Blutbahn abgegeben werden und von dort in die Zellen gelangen. Der mengenmäßig wichtigste Zucker ist die Glukose, die wiederum der zentrale Energieträger unseres Stoffwechsels ist. Der Blutzuckerspiegel wird sowohl durch den Verbrauch wie durch die Bildung dieser Glukose bestimmt. Das bedeutet, dass in erster Linie der Kohlenhydratverzehr für Blutzuckerschwankungen verantwortlich ist. (...)

Die Glukosemenge im Blut ist normalerweise sehr gering (...). Um also nach dem Verzehr einer großen Kohlenhydratmenge den Blutzucker zu normalisieren, muss die Nahrungsglukose rasch aus dem Blut in die Zellen transportiert werden. Das übernimmt das Hormon Insulin, das den Zellen signalisiert, die Blutglukose aufzunehmen. Innerhalb der Zelle kann mit der Glukose Folgendes geschehen:

- Sie wird sofort zur Energieversorgung verwendet (verbrannt);

- Sie wird in begrenzter Menge als Stärke, Glykogen genannt, zur späteren Verwendung gespeichert (Energiereserve).

- Oder sie wird zu Fett umgewandelt und gespeichert (Depotfett).

Wenn eine Zelle sich für die dritte Möglichkeit entscheidet und Zucker in Fettsäuren umwandelt, ist dies eine Einbahnstraße. Es gibt keine Möglichkeit, Fett wieder in Glukose zu verwandeln. Fett kann nur als Fett verbrannt oder als Fett gespeichert werden.

Das Insulin fungiert sozusagen als Verkehrspolizist, der die Glukose in die Zellen dirigiert, aber auch die Freisetzung von gespeicherten Fettsäuren aus den Fettzellen überwacht. Je höher der Insulinspiegel, desto niedriger die Fettsäurenfreisetzung und damit weniger Brennstoff bzw. Energieträger. Nach einem kohlenhydratreichen Essen (...) kommt es zu einer entsprechenden Insulinausschüttung, um die Glukose aus dem Blut und in die Zellen zu transportieren. Gleichzeitig wird die Fettverbrennung gehemmt. Die Kohlenhydrate haben also immer Vorfahrt. (...)

Solange wir Glukose in Fett verwandeln und zulassen, dass der Platz-hirsch es in den Speichern konserviert, sind wir zum Übergewicht ver-dammt.

Zum Glück haben Sie mit dem Atkins-Vorteil einen Notausgang, durch den Sie die Blutzuckerachterbahn verlassen, Ihren Körper vorrangig auf Fettverbrennung umstellen können. Sobald Sie sich in erster Linie von Proteinen, Fett und Ballaststoffen ernähren, erzeugt Ihr Körper viel weniger Insulin. (…) Ihr Körper braucht nicht mehr so viel Insulin zu erzeugen, und der Blutzuckerspiegel bleibt konstant und damit auch Ihre Leistungsfähigkeit.

Allein durch eine Veränderung des Gleichgewichts zwischen Fetten, Kohlenhydraten und Proteinen wird der Körper dazu veranlasst, in erster Linie Fett zu verbrennen, anstatt ständig zwischen Fett- und Kohlenhyd-ratverbrennung hin und her zu springen. (…) Fett macht nicht dick, solange Sie Ihrem Körper erlauben, es zu verbrennen. Schuld am Dickwerden ist aber nur eines: der übermäßige Verzehr von und die übertriebene Reaktion auf Kohlenhydrate. Das ist (…) die Prämisse der Atkins-Diät.

Ich halte die Erläuterung in wesentlichen Aspekten für unzureichend und zum Teil auch für sehr ungenau. Insbesondere wird die besondere Bedeu-tung des Gehirns bei der Fettverbrennung vollkommen ausgespart, obwohl dies in den Originalarbeiten von Robert Atkins noch ganz anders aussah.

5.4   Anabole Diät

Die Anabole Diät wurde speziell für die Belange von Bodybuildern entwickelt. Ihr Hauptziel ist es, Muskeln aufbauen und Fett abbauen. Sie ist gleichfalls unter dem Namen High Fat-Diät und nach ihrem Entwickler als DiPasquale-Diät bekannt.

Charakteristisches Merkmal der Anabolen Diät sind die sogenannten „Aufladetage". Die Diät entspricht damit ein wenig dem seit Generationen gewohnten Wochenrhythmus: Montags bis freitags wird sehr kohlenhydra-tarm gelebt (ketogen); die Nahrung besteht im Wesentlichen aus Proteinen und sehr viel Fett. An den Wochenenden – genauer: an den „Aufladeta-gen", die nicht unbedingt auf die Wochenenden fallen müssen – darf dann geschlemmt werden. Kohlenhydratreiche Speisen (selbst Eis und Kuchen) sind beinahe unbegrenzt erlaubt. Die der Diät zugrunde liegende Theorie besagt nun, dass die Kohlenhydrate dabei jedoch nicht in die Fettzellen abfließen, sondern vor allem dazu dienen, die in den Tagen zuvor entleerten Glykogenspeicher der Muskeln (beziehungsweise der Leber) wieder aufzufüllen.

Unmittelbar vor Wettkämpfen erfolgt ein weiteres Aufladen der muskulären Glykogenspeicher. Dies führt schließlich zu dem von Bodybuildern gewünschten Effekt, dass die Muskeln während des Wettkampfs (beim sogenannten Posing) wie aufgepumpt wirken.

Bei der anabolen Diät wechseln sich folglich längere ketogene (= anabole) Phasen mit kürzeren Phasen zum Aufladen der Glykogenspeicher ab. Arndt und Korte (siehe Literaturverzeichnis) merken dazu an:

Die Anabole Diät kann auch als ‚antikatabole Diät' bezeichnet werden. Sie ermöglicht Ihnen, gleichzeitig mehr Muskelmasse aufzubauen und den Abbau von Muskelmasse durch Cortisol und die damit verbundenen katabolen Zustände zu verringern. Ein Vorteil, der Ihnen eine fettarme, kohlenhydratreiche Ernährung nicht bieten kann. Bei der herkömmlichen Ernährung können Sie die anabolen Hormone nicht steuern, sondern sind ihren täglichen Schwankungen unterworfen. Nach jeder Mahlzeit produziert ihre Bauchspeicheldrüse vermehrt Insulin, die Wachstumshormonausschüttung wird für einige Zeit gehemmt.

Für die anabole Diät gelten die gleichen Hinweise bezüglich einer ärztlichen Konsultierung wie bei der ketogenen Diät.

5.5 Niedrigglykämische Diäten

Manche Lebensmittel lassen den Blutzucker schneller ansteigen als andere. Dementsprechend muss der Körper bei einigen Lebensmitteln schneller und gegebenenfalls mit einer größeren Menge an Insulin gegenregulieren, um den Blutzuckerspiegel in engen Grenzen zu halten.

Der *glykämische Index (GI)* ist ein Indikator für die jeweilige Wirkung eines Lebensmittels auf den Blutzuckerspiegel. Ein *hoher glykämischer Index* bedeutet, dass die im Lebensmittel enthaltenen Kohlenhydrate vergleichsweise schnell verdaut werden (leicht resorbierbar sind) und ins Blut gelangen, sodass der Blutzuckerspiegel relativ rasch ansteigt. Der Körper muss in diesem Fall entsprechend viel Insulin pro Zeiteinheit produzieren, um den Blutzucker zu regulieren. Solche Lebensmittel werden auch als *hochglykämisch* bezeichnet.

Lebensmittel mit einem *niedrigen glykämischen Index* bewirken dagegen nur einen relativ langsamen und auch insgesamt geringeren Anstieg des Blutzuckerspiegels. Der Körper muss in diesem Fall nur vergleichsweise wenig Insulin pro Zeiteinheit produzieren. Solche Lebensmittel werden auch als *niedrigglykämisch* bezeichnet.

Diäten, bei denen vorzugsweise (beziehungsweise fast ausschließlich) Lebensmittel mit niedrigem glykämischen Index verzehrt werden, nennt man *niedrigglykämische* oder auch *Low-Glycemic-Index-Diäten*. Zu ihnen zählen unter anderem die Montignac-Methode und die GLYX-Diät. Auch die Strunz-Diät kann zu ihnen gerechnet werden.

Der glykämische Index (GI) eines Lebensmittels wird wie folgt ermittelt: Zunächst misst man den Blutzuckerspiegel einer repräsentativen Gruppe von Testpersonen nach einer Mahlzeit des Lebensmittels, dessen GI bestimmt werden soll, und zwar über einen Zeitraum von zwei Stunden. Hierzu verzehren die Teilnehmer das Lebensmittel in einer Menge, die genau 50 Gramm Kohlenhydrate enthält. Im Anschluss an die Mahlzeit wird der Blutzuckerspiegel in regelmäßigen zeitlichen Abständen gemessen und protokolliert. Dabei ergibt sich eine Blutzuckerkurve.

Nun berechnet man die Fläche, die sich unterhalb der Kurve befindet (mathematisch ausgedrückt: das Kurvenintegral; im Folgenden verkürzt „Blutzuckerfläche" genannt), und setzt sie in Relation zur Blutzuckerfläche nach Aufnahme von 50 g Traubenzucker (Glukose). Ein glykämischer Index von 80 besagt demnach, dass die Blutzuckerfläche nach Verzehr einer standardisierten Menge des untersuchten Lebensmittels 80 Prozent der Größe der Blutzuckerfläche nach Aufnahme von 50 g Glukose besitzt. Oder etwas einfacher ausgedrückt: Der Blutzuckeranstieg beträgt – bezogen auf einen Zeitraum von zwei Stunden nach der Mahlzeit – beim untersuchten Lebensmittel 80 Prozent des Anstiegs, der sich nach einer Aufnahme von 50 g Glukose ergibt.

Ein glykämischer Index von unter 50 wird im Allgemeinen als niedrig, einer von über 70 als hoch eingestuft.

Die Messungen werden stets für mehrere Personen durchgeführt und im Anschluss gemittelt, da verschiedene Personen bei gleichen Lebensmitteln unterschiedliche Blutzuckerreaktionen aufweisen können.

Ein Problem ist, dass der glykämische Index lediglich die Blutzuckerreaktion eines Lebensmittels mit 50 g Kohlenhydraten einer solchen von 50 g Glukose gegenüberstellt, er besagt jedoch nichts darüber, wie die Person insgesamt auf Kohlenhydrate reagiert. Beispielsweise konnte festgestellt werden, dass Migräniker auf 50 g Glukose zwei Stunden postprandial (nach einer Mahlzeit) mit einem statistisch signifikant viel stärkeren Blutzuckeranstieg reagieren als gesunde Kontrollpersonen. Demzufolge wäre die Blutzuckerfläche von 50 g Glukose bei Migränikern im Mittel größer als bei Kontrollpersonen. Da jedoch davon auszugehen ist, dass auch Migräniker auf kohlenhydratarme Lebensmittel und solchen, deren Kohlenhydrate nur sehr langsam ins Blut dringen, mit einer ganz normalen flachen Blutzuckerkurve reagieren, dürften niedrigglykämische Lebensmittel bei ihnen im Allgemeinen einen noch niedrigeren glykämischen Index als bei gesunden Kontrollpersonen aufweisen.

Ein weiteres Problem von Low-Glycemic-Index-Diäten stellt die Interpretation der Daten dar. Der glykämische Index eines Lebensmittels kann nämlich beträchtlich sinken, wenn die Kohlenhydrate zusammen mit Fett aufgenommen werden. Beispielsweise besitzt ein Stück Obstkuchen mit reichlich Schlagsahne im Allgemeinen einen deutlich niedrigeren GI als ein Stück Obstkuchen ohne Sahne. Aus den gleichen Gründen hat Speiseeis einen deutlich niedrigeren GI als etwa Vollkorn. Bei Spaghetti scheinen die darin enthaltenen Eier für denselben Effekt zu sorgen.

Auf der anderen Seite bewirken bestimmte Nahrungsmittel und Nahrungszusammensetzungen, die Eiweiß und Kohlenhydrate kombinieren, oftmals einen besonders steilen Anstieg des Insulinspiegels. Werden die Kohlenhydrate und Proteine hingegen getrennt aufgenommen, dann kommt es selbst dann nicht zu einem derart steilen Anstieg des Insulinspiegels, wenn das Lebensmittel vergleichsweise hochglykämisch ist. Eine denkbare Ursache ist, dass Insulin sowohl für die Regulierung des Blutzuckerspiegels nach kohlenhydratreichen Mahlzeiten als auch für die Zuführung von Proteinen in die Zellen benötigt wird. Die Anhänger der Hay'schen Trennkost (siehe das separate Kapitel zur Trennkost dazu) sehen dies als einen Beleg dafür an, dass die von ihnen propagierte Diät physiologisch sinnvoll ist.

Da sich der glykämische Index stets auf die Menge eines Lebensmittels bezieht, die 50 Gramm Kohlenhydrate enthält, ist er für sich allein gestellt nur wenig aussagekräftig. Beispielsweise entsprechen bei Möhren 50 g Kohlenhydrate einer Portion von 670 g. Das ist deutlich mehr, als man üblicherweise in einer Portion des Lebensmittels zu sich nehmen würde. Bei Fleisch, Fisch und Eiern müssten sogar Tonnen des Lebensmittels verzehrt werden, um auf 50 g Kohlenhydrate zu kommen. Um übliche

Portionsmengen berücksichtigen zu können, wurde zusätzlich zum GI noch der Begriff der glykämischen Last (GL) eingeführt. Zur Berechnung der glykämischen Last wird der glykämische Index mit der Kohlenhydratmenge einer Portion multipliziert. Eine Portion von 80 Gramm gekochten Karotten hat dann beispielsweise nur mehr eine glykämische Last von 3 im Vergleich zu einem glykämischen Index von 47. Die glykämische Last ist immer bezogen auf die jeweilige Portionsgröße. Eine doppelt so große Portion eines Lebensmittels hat dementsprechend auch eine doppelt so hohe glykämische Last. Als niedrig gilt eine glykämische Last, wenn sie unter 10 liegt. Von einer hohen glykämischen Last spricht man bei Werten über 20.

Einen generell hohen glykämischen Index und je nach verzehrter Menge auch eine hohe glykämische Last besitzen zuckerreiche Produkte und die meisten stärkehaltigen Lebensmittel wie Weiß- oder Vollkornmehl.

Die glykämische Last ist wesentliche Grundlage der LOGI-Methode gemäß Nicolai Worm (siehe Literaturverzeichnis), die zwar grundsätzlich auch den niedrigglykämischen Diäten zugerechnet werden kann, jedoch über deren Konzeptionen in entscheidenden Punkten noch hinausgeht. LOGI steht für „LOw Glycemic and Insulinemic" und soll ausdrücken, dass es unter der Diät sowohl zu flachen Blutzuckerkurven als auch geringen Insulinausschüttungen (und damit gleichfalls flachen Insulinspiegeln) kommt.

Im Zentrum der Diät steht die 4-stufige LOGI-Pyramide, die die Lebensmittel nach ihrer glykämischen Last und weiterer gesundheitlichen Aspekten (zum Beispiel dem Säure-Basen-Verhältnis, dem Energiegehalt und dem Ballaststoffanteil) einordnet.

Unter der LOGI-Methode sollen idealerweise jeden Tag fünf Obst- und Gemüseportionen verzehrt werden. Das optimale Energieverhältnis wird mit 20-30% der Kalorien aus Kohlenhydraten, 20-30% aus Proteinen und 50-60% aus Fetten angegeben. Die LOGI-Methode kann deshalb zu den kohlenhydratreduzierten Ernährungsformen gezählt werden. Im Vergleich zur typischen Ernährung in den Industrienationen ist sie reich an Ballaststoffen.

Bei korrekter Einhaltung ihrer Prinzipien soll die Ernährung der LOGI-Methode angeblich einen Basenüberschuss besitzen und sich damit positiv auf den Säure-Basen-Haushalt des Körpers auswirken. Begründet wird dies allerdings mit der meiner Meinung nach wenig stichhaltigen Basica-

beziehungsweise Remer/Manz-Sicht zur Basenbildung im menschlichen Organismus (siehe Literaturverzeichnis).

Von Vertretern niedrigglykämischer Diäten wird behauptet, dass der regelmäßige und reichliche Konsum hochglykämischer Lebensmittel langfristig zu Unterzuckerungen, aber auch zu Insulinresistenz und Diabetes führen kann. Bei Kindern und Jugendlichen habe sich dies beispielsweise längst in der signifikanten Zunahme von Altersdiabetes (Typ-2-Diabetes) ausgedrückt.

In zahlreichen Studien konnten günstige Effekte von Low-Glycemic-Index-Diäten auf Stoffwechselerkrankungen belegt werden.

Die bisherigen Ausführungen konnten deutlich machen, dass zwischen kohlenhydratreduzierten und niedrigglykämischen Diäten auf der einen Seite und echten Low-Carb-Diäten auf der anderen Seite ein grundsätzlicher Konzeptionsunterschied besteht:

- Low-Glycemic-Index-Diäten sind vor allem bestrebt, den Blutzucker- und Insulinspiegel nicht zu stark schwanken zu lassen. In ihrem Zentrum steht somit der Kohlenhydratstoffwechsel, den es zu optimieren gilt.

- Kohlenhydratarme Diäten mit einer erheblichen Beschränkung der täglich aufzunehmenden Kohlenhydratmenge wie zum Beispiel die Lutz-, Atkins- oder ketogene Diät, führen dagegen auf lange Sicht zu einer fundamentalen zerebralen Stoffwechselumstellung, indem sie vor allem den Fettstoffwechsel ins Zentrum stellen. Der Kohlenhydratstoffwechsel hat bei ihnen eine eher unterstützende Funktion. Es ist dann oftmals nur noch von sekundärer Bedeutung, ob die wenigen täglich aufgenommenen Kohlenhydrate niedrigglykämisch sind oder nicht. Eine generell niedrige glykämische Last garantieren solche Diäten ohnehin.

Die genannten Unterschiede zwischen den beiden Ernährungskonzepten drücken sich in vielen Diätaspekten aus. Beispielsweise lautet eine Vorgabe der LOGI-Methode, mindestens fünf relativ ballaststoffreiche Obst- und Gemüsemahlzeiten pro Tag einzunehmen. Dies steht jedoch nicht nur im Widerspruch zur evolutionären Entwicklung des Menschen (unregelmäßiges Leben in der Wildnis), sondern auch zur im vorliegenden Text begründeten Voraussetzung jeglicher sinnvollen Übergewichtsvorbeugung, nämlich die Glukoseabhängigkeit des Gehirns zu reduzieren und es sukzessive wieder stärker an den Fettstoffwechsel anzuschließen, wie es bei unseren Vorfahren noch der Fall war.

Diäten, die dieser Voraussetzung nicht genügen, bleibt im Grunde nichts anderes übrig, als die Fetteinspeicherung zu verhindern. Sie sind dementsprechend entweder von vornherein kalorien- und fettarm (wie etwa bei Low-Fat), um das unmittelbare Einspeisen von Nahrungsfetten in die Fettdepots via Lymphsystem zu unterbinden, oder sie sind wie im vorliegenden Abschnitt „Low Glycemic und (!) Low Insulinemic", damit es zu keiner umfangreichen Fettspeicherung über den Insulinmechanismus kommt. In beiden Fällen (fettarme Diät, Low-Glycemic-Index-Diät) kann ein solches Ziel nur durch das Vermeiden umfangreicher, kalorienreicher Mahlzeiten erreicht werden. Logischerweise lautet ihre Empfehlung, eher häufige und dafür kalorienärmere Mahlzeiten einzunehmen, deren Energien nicht zu schnell ins Blut fließen. Das Problem der unzureichenden Nutzung des bereits vorhandenen Körperfetts bleibt bei ihnen außen vor. Dafür haben sie dann andere Empfehlungen parat, insbesondere sich mehr und regelmäßiger zu bewegen.

Die obigen Ausführungen sollten vor allem die zentralen Wirkmechanismen der Low-Glycemic-Index-Diäten zur Reduzierung von Übergewicht offen legen. Diese bleiben nämlich üblicherweise weitestgehend im Dunklen. Aus diesem Grund können die Diäten auch alle in Konkurrenz zueinander existieren und jeweils behaupten, nur sie seien in der Lage, Übergewicht effizient zu reduzieren.

Gemeinsam ist allen Low-Glycemic-Index-Diäten, dass sie das Adipositasproblem primär von der Fettspeicherung und weniger von der Fettmobilisierung und -nutzung her angehen, ferner, dass sie dem inneren (automatischen) Mechanismus des Körpers (dem „Autopiloten") zur Herstellung einer ausgeglichenen Energiebilanz misstrauen. An seiner Stelle propagieren sie eine wie auch immer geartete „Handsteuerung", bei der es eine Vielzahl von Regeln zu beachten gilt, zum Beispiel fünfmal am Tag eine Obst- oder Gemüseportion einzunehmen.

Unabhängig davon kann es natürlich Sinn machen, – je nach persönlichen Präferenzen – den einen oder anderen Aspekt von Low-Glycemic-Index-Diäten in das eigene Ernährungsprogramm zu übernehmen, wenn eine solche Diät nicht ohnehin schon die Diät der Wahl ist. Aus den genannten Gründen bevorzuge ich beispielsweise Spiegeleier mit in Butter- oder Schweineschmalz gegarten Bratkartoffeln gegenüber weich gekochten Eiern an butterfreien Pellkartoffeln. Zu Weihnachten bei meiner Mutter lasse ich mein Stück Obstkuchen regelmäßig unter einer Haube Schlagsahne verschwinden, bis nichts mehr von ihm zu sehen ist. „Lecker, doch sehr ungesund!", werden Sie jetzt vielleicht sagen. Nein, solange es dieses Stück in der Folgezeit dann nicht jeden zweiten Tag gibt und es Ihnen weiterhin gelingt, Ihr Gehirn – zum Beispiel durch eingelegte (Kohlenhydrat-)Fastentage (siehe dazu die Ausführungen im Abschnitt *Fastentage* auf Seite 68) – ketolysefähig zu halten, ist all das eben nicht ungesund.

Nun gebe ich allerdings gerne zu, dass die meisten kohlenhydratsüchtigen Übergewichtigen, deren Gehirn ausschließlich vom Energieträger Glukose lebt, erst nach vielen Jahren der Umstellung zu einer solch relaxen Haltung in der Lage sein werden. In den ersten Jahren wird man im Allgemeinen sehr diszipliniert sein müssen, um Rückfälle zu vermeiden. Das war bei mir nicht anders. Möglicherweise hatte ich jedoch den Vorteil, Schwerstmigräniker zu sein. An Disziplin mangelt es den meisten Migränekranken nämlich nicht.

5.6   Sears- oder Zone-Diät

Die Sears- beziehungsweise Zone-Diät geht auf den amerikanischen Biochemiker Dr. Barry Sears zurück. Ihr Hauptprinzip ist es, bei jeder einzelnen Mahlzeit ein für den Körper angeblich optimales Verhältnis an Proteinen, Fetten und Kohlenhydraten, und zwar im Verhältnis von 30:30:40 einzuhalten. Schafft man dies, befindet man sich in der sogenannten optimalen „Zone". Auch sollten über den Tag bevorzugt fünf bis sechs kleinere Mahlzeiten zu sich genommen werden.

Mit 40% Kohlenhydraten an der Gesamtkalorienmenge gehört die Sears-Diät lediglich zu den kohlenhydratreduzierten Diäten. Auch ist sie relativ fettarm.

Die feste Einhaltung von Mahlzeiten mit einem fixen Verhältnis an Proteinen, Fetten und Kohlenhydraten dürfte in der Praxis Schwierigkeiten bereiten. Auch wird die Vorgabe von fünf bis sechs kleineren Mahlzeiten pro Tag selbst in modernen Zivilisationen häufig nicht einfach zu realisieren sein.

Da jedoch die Diät durch den verringerten Anteil an Kohlenhydraten, den relativ hohen Proteinanteil und die häufigen kleineren Mahlzeiten im Vergleich zu herkömmlichen Diäten zeitweise für eine gute Stabilisierung des Blutzuckerspiegels und der Hormonlage sorgen kann, wird sie möglicherweise das subjektive Befinden für eine Zeit lang verbessern können, allerdings wohl auch nur so lange, wie sich sklavisch an die äußerst restriktiven Vorgaben gehalten wird.

Nachteilig an der Diät ist, dass sie durch die geforderte Regelmäßigkeit und den für Low-Carb-Diäten recht hohen Kohlenhydratanteil keinen wirklichen Beitrag zur Reaktivierung der Ketolysefähigkeit des Gehirns leisten wird. Auf der Grundlage der im vorliegenden Text erarbeiteten Zusammenhänge über den menschlichen Energiestoffwechsel ist sie deshalb eher nicht zu empfehlen. Allerdings könnte sie durchaus ein geeignetes Mittel sein, um für ein paar Tage ein wenig Abwechslung in die gewohnte Ernährungsweise zu bringen.

Insgesamt lässt sich gegenüber der Zone-Diät die gleiche Kritik anbringen, wie bei den Low-Glycemic-Index-Diäten: Sie versucht die Übergewichts-problematik primär von der Fettspeicherung (die verhindert werden soll) her anzugehen. Das Thema Fettmobilisierung und -nutzung – die Frage also, wie man die in den Fettdepots gespeicherten Energien wieder los wird – wird hingegen weitestgehend ausgespart.

5.7 Trennkost

Wenn Ihnen die bislang erläuterten kohlenhydratarmen beziehungsweise kohlenhydratreduzierten Diäten – insbesondere in Bezug auf die leicht resorbierbaren, hochglykämischen Kohlenhydrate wie Zucker oder Weiß-mehl – noch immer zu restriktiv sind, dann könnten Sie versuchsweise deren Genuss auf einige wenige zusammenhängende Tagesstunden, zum Beispiel auf den Vormittag, beschränken.

Das ist im Grunde bereits das Hauptprinzip der Trennkost und von Diäten mit vergleichbarer Konzeption, zum Beispiel „Schlank im Schlaf" (siehe Literaturverzeichnis). Vom Kern her geht es dabei darum, die Zeit zwi-schen zwei Kohlenhydrataufnahmen so weit zu strecken, dass der Körper das Gehirn nicht mehr ausschließlich mit Nahrungskohlenhydraten versor-gen kann. Es handelt sich also gewissermaßen um eine Abkehr vom modernen „wir-hängen-am-Kohlenhydrat-Tropf"-Prinzip: Softdrink – Hunger – Snack – Hunger – Softdrink – Snack usw.

Demgegenüber wird versucht, das Gehirn über einen längeren Zeitraum aus inneren Energiequellen (Batterie) heraus zu versorgen statt ausschließ-lich von außen über die Nahrung (Netz).

Allerdings dürfte die Trennkost in Bezug auf die im vorliegenden Text behandelte Thematik keineswegs optimal sein, da sie vermutlich eher die Glukoneogenese ankurbeln wird als die Ketolysefähigkeit des Gehirns (die Fähigkeit des Gehirns, Ketonkörper zur Energiegewinnung zu nutzen) zu aktivieren. Aus diesem Grund empfehlen ihre Vertreter im Allgemeinen auch, abends eiweißreich zu essen. Ein Teil der des Nachts vom Gehirn benötigten Glukose kann dann nämlich bereits vom Darm (Darm-Glukoneogenese) aus den Nahrungsproteinen hergestellt werden. Im Gegenzug kann die Verzuckerung von Muskeleiweiß und Bindegewebe durch die Glukoneogenese der Leber entsprechend reduziert werden, was eindeutig von Vorteil ist.

Nichtsdestotrotz haben Stoffwechselexperten gegenüber der Trennkost kritisiert, die zeitliche Trennung von Eiweiß und Kohlenhydraten führe zu einer „missbräuchlichen" Verwendung von Eiweiß als „Ersatz-Kohlenhydrate" (über die Glukoneogenese). Die Kritik wird von mir geteilt.

Inwieweit es bei solchen Diäten dennoch zu einer partiellen Nutzung von Ketonkörpern durch das Gehirn kommt, ist nicht bekannt, allerdings scheint mir dies wenig wahrscheinlich zu sein.

Anwender der Trennkost könnten dies jedoch jederzeit leicht testen: Sind sie in der Lage, einen ganzen Tag problemlos ohne weitere Nahrungszufuhr zu verbringen, befinden sie sich mit ihrer Diät eindeutig auf dem richtigen Weg.

Eine andere Form der Trennkost stellt die sogenannte KFZ-Diät dar, bei der die Aufnahme von Kohlenhydraten und Fetten zeitlich getrennt erfolgt (KFZ = Kohlenhydrate, Fette, Zwischenmahlzeit). Sie kombiniert somit Eigenschaften von Low-Fat- und Low-Carb-Diäten.

Die erste Tageshälfte bis einschließlich Mittag gehört den fettarmen Lebensmitteln. In dieser Zeit isst man vorwiegend Nudeln, Reis, Vollkornbrot, Obst und Gemüse. Bei der Abendmahlzeit ändert sich das Nährstoffverhältnis dann in Richtung Low-Carb. Nun isst man etwas, das nur noch sehr wenige Kohlenhydrate enthält, dafür jedoch mehr Eiweiß und Fett, beispielsweise Fleisch oder Fisch mit Gemüse oder Salat.

Neben den Hauptmahlzeiten Frühstück, Mittag und Abend sind Zwischenmahlzeiten erlaubt, die vormittags Kohlenhydrate enthalten dürfen, zu späteren Tageszeiten dann aber „neutral" sein sollten. „Neutral" heißt in diesem Zusammenhang, dass die Lebensmittel nur sehr wenige Kohlenhydrate und Fett enthalten dürfen, also weder den Kohlenhydraten noch den Fetten zurechenbar sein sollten. Beispiele sind Gemüse, sehr mageres Fleisch und stark entrahmte Milchprodukte.

Der Grundgedanke der Diät beruht auf der Annahme, dass die gemeinsame Aufnahme von Fetten und Kohlenhydraten Übergewicht fördert. Wie bereits kurz erläutert wurde, werden überschüssige Nahrungsfette nämlich sofort über das Lymphsystem und an der Leber vorbei zu den Fettzellen transportiert, während die durch die Nahrungskohlenhydrate ausgelöste Insulinausschüttung gleichzeitig für eine Deaktivierung der Lipolyse (Mobilisierung von Fetten aus den Fettdepots) sorgt. Zu viel verzehrte Kohlenhydrate werden dabei in Fett umgewandelt und in die Fettdepots transportiert. Mit anderen Worten: Ein Großteil der Nahrungskalorien landet bei solchen Mahlzeiten tatsächlich in der Fettreserve des Körpers.

Wer demgegenüber vormittags und mittags fettarm und abends kohlenhyd-ratarm lebt, soll gemäß KFZ-Diät vom kombinierten Effekt von Low-Fat und Low-Carb profitieren. Die Zwischenmahlzeiten sollen zusätzlich dafür sorgen, dass man über den Tag hinweg leistungsfähig bleibt und kein Heißhunger entsteht.

Insgesamt lässt sich gegenüber den verschiedenen Trennkost-Modellen die gleiche Kritik anbringen, wie bei den Low-Glycemic-Index-Diäten: Sie versuchen die Übergewichtsproblematik primär von der Fettspeicherung her anzugehen. Das Thema Fettmobilisierung und -nutzung wird hingegen weitestgehend ausgespart.

5.8   Dukan-Diät

Die vom französischen Ernährungswissenschaftler Pierre Dukan entwi-ckelte und vermarktete Dukan-Diät setzt sich aus vier Diätphasen zusam-men. In den ersten drei Phasen (Angriff; Aufbau; Konsolidierung) gehört sie zu den Diäten mit fester Kohlenhydratbeschränkung, in der ersten Phase vermutlich sogar zu den ketogenen Diäten. In der vierten (lebens-länglichen) Phase kann man – mit einigen wenigen Einschränkungen – hingegen fast wieder „normal" essen.

Wesentlicher Bestandteil der Diät ist eine Liste (im Folgenden „Dukan-Liste" genannt) aus – zum Zeitpunkt des Verfassens des vorliegenden Textes – 72 tierischen und 28 pflanzlichen (also insgesamt 100) Lebens-mitteln, von denen so viel und so oft gegessen werden darf, wie man will.

Die Produkte sind mehrheitlich proteinreich und sowohl fett- als auch kohlenhydratarm. Im Vordergrund stehen magere Fleisch/Fischsorten und fettarme Milchprodukte. Die Liste wird gelegentlich um zusätzliche Nahrungsmittel ergänzt, sodass sie auch mehr als 100 Produkte umfassen kann.

Es werden die folgenden vier Diätphasen unterschieden:

- *Phase 1: Angriff – Attack*

  Dauer: 1 bis 10 Tage

  Es dürfen nur Lebensmittel aus der Dukan-Liste verzehrt werden, diese allerdings so oft und so reichlich, wie man möchte. Dazu werden täglich 1,5 Esslöffel Haferkleie eingenommen. Alkohol, Zucker, Fett, Gemüse und Obst sind vollständig zu meiden. Außerdem sollte man sich – wie in allen anderen Phasen ebenso – mindestens 20 Minuten am Tag intensiv bewegen (schnelles Gehen, Tanzen, leichtes Jogging etc.).

- *Phase 2: Aufbau – Cruise*

  Dauer: bis zum Erreichen des Zielgewichts

  In dieser Phase kommen verschiedene Gemüsesorten zum Speiseplan hinzu, wie zum Beispiel Tomaten, Gurken, Radieschen, Spinat oder Spargel. Kartoffeln und anderes stärkehaltiges Gemüse sind noch tabu. Allerdings werden die zusätzlichen Produkte nur jeden zweiten Tag verzehrt. Mit anderen Worten: An einem Tag ernährt man sich wie in der Angriffsphase, am darauf folgenden Tag kombiniert man die Lebensmittel der Dukan-Liste mit den in der Phase 2 erlaubten Gemüsesorten. Die tägliche Haferkleie-Ration wird auf zwei Esslöffel gesteigert.

- *Phase 3: Konsolidierung – Consolidation*

  Dauer: zehn Tage pro abgenommenes Kilo aus der 2. Phase

  Sobald das Zielgewicht erreicht ist, beginnt die dritte Diätphase, in der dem Jojo-Effekt vorgebeugt und das Gewicht gehalten werden soll. Der Speiseplan wird um zusätzliche Lebensmittel erweitert. Dazu gehören: eine Portion Obst (Ausnahme: Bananen, Weintrauben und Kirschen), zwei Scheiben Vollkornbrot und 40 g Käse am Tag. Außerdem dürfen pro Woche zwei Portionen Stärke-Produkte (außer Kartoffeln und Reis) konsumiert werden. Hinzu kommen zwei sogenannte Genuss-Mahlzeiten pro Woche, bei denen auch Pizza, Eis, Wein und Kartoffeln verzehrt werden dürfen. Allerdings sollte zwischen den beiden Genusstagen eine Pause von mindestens zwei Tagen eingelegt werden. Auch sollten die „Genuss-Lebensmittel" alle auf einmal und nicht über den Tag verteilt verzehrt werden. An einem Tag in der Woche wird ein Protein-Tag gemäß Phase 1 (Angriff) eingelegt. Die tägliche Haferkleie-Ration wird auf 2,5 Esslöffel gesteigert.

• *Phase 4: Erhaltung – Permanent Stabilisation*

Dauer: für immer

In der Erhaltungsphase, die gewissermaßen lebenslänglich eingehalten werden kann, darf man praktisch wieder alles essen. Allerdings ist ein Protein-Tag pro Woche einzulegen (möglichst stets am gleichen Wochentag), bei dem die Regeln der Phase 1 (Angriff) gelten. Die tägliche Haferkleie-Ration beträgt nun drei Esslöffel. Ferner sollte man sich ausreichend bewegen. Auch sollten Fahrstühle und Rolltreppen möglichst gemieden werden.

Mit den im vorliegenden Text erarbeiteten Mitteln lässt sich der entscheidende Wirkmechanismus der Dukan-Diät relativ leicht aufdecken:

• In der ersten Phase wird der Zustand der Ketose angestrebt. Wird sie mehr als fünf Tage am Stück durchgehalten, dürfte bei den meisten Personen die Ketolysefähigkeit des Gehirns wieder weitestgehend reaktiviert sein.

• In den beiden Folgephasen werden sukzessive mehr Lebensmittel zugelassen. Darunter befinden sich ab der dritten Phase auch sogenannte Genuss-Nahrungsmittel, die durchaus reichlich Kohlenhydrate enthalten können. Allerdings sollten sie gemäß Vorgabe – ähnlich wie bei der Trennkost – auf einmal und nicht über den Tag verteilt verzehrt werden. Hierdurch soll verhindert werden, dass sich das Gehirn zu schnell an eine regelmäßige Kohlenhydratzufuhr gewöhnt und die Ketolysefähigkeit wieder reduziert. Hinzu kommt der wöchentliche Protein-Tag (Phase-1-Tag), der dazu dient, die Ketolysefähigkeit des Gehirns auf hohem Niveau zu stabilisieren.

• In der letzten (lebenslänglichen) Phase wird bereits von einer robusten und vollständig aktivierten Ketolysefähigkeit des Gehirns ausgegangen, die sich selbst dann nicht wieder verlieren dürfte, wenn man sich einmal mehrere Tage lang kohlenhydratreich ernährt. Der eingelegte wöchentliche Protein-Tag (Phase-1-Tag) dient dazu, die Ketolysefähigkeit des Gehirns regelmäßig zu trainieren und auf hohem Niveau zu erhalten.

Die Dukan-Diät wurde auf den vorangegangenen Seiten deshalb ein wenig ausführlicher beschrieben, da sie sich anhand der im vorliegenden Text dargelegten Theorie besonders gut erklären lässt. Den Phasenaufbau der Diät könnte man gewissermaßen als einen systematischen Plan, das Gehirn sukzessive von seiner Glukoseabhängigkeit (Glukosesucht) zu befreien, bezeichnen. Aus diesem Grund wird man die Diät – wenn man beispielsweise bereits sein Idealgewicht besitzt und es lediglich auf Dauer halten möchte – auch nicht einfach mit der Phase 4 beginnen können. Bei einer solchen Vorgehensweise handelte es sich im Grunde um einen Diätfehler.

Die Dukan-Diät ist in den meisten Phasen und an zahlreichen Tagen (den sogenannten Protein-Tagen) sehr proteinreich, gleichzeitig aber sowohl kohlenhydrat- als auch fettarm. Sie ist deshalb an solchen Tagen zwangsläufig unterkalorisch. Hierdurch soll der Körper gezwungen werden, die fehlenden Kalorien für die energetische Versorgung der Körperorgane und des Gehirns aus den Fettdepots zu nehmen. Die Diät soll also ganz gezielt stark übergewichtige Personen ansprechen, die schnell größere Mengen an Körperfett verlieren möchten.

Ein Problem der Diät dürfte die mit ihr einhergehende schlechte Verdauung sein, wie sie in dieser Form bei fettreichen Low-Carb-Diäten (Low Carb High Fat – LCHF) eher selten anzutreffen ist. Aus diesem Grund sind täglich mehrere Löffel Haferkleie einzunehmen, für die viele Personen jedoch nicht die erforderlichen Verdauungsorgane besitzen. Sie leiden dann beispielsweise unter regelmäßigen Bauchschmerzen und Blähungen.

Für die Dukan-Diät gelten die gleichen Hinweise bezüglich einer ärztlichen Konsultierung und zu denkbaren anfänglichen Nebenwirkungen wie bei der ketogenen Diät.

Wer 100 kg Körperfett verlieren möchte, für den mag die Dukan-Diät eine interessante und möglicherweise auch sinnvolle Option sein. Wenn Sie hingegen nur einige wenige Kilogramm abnehmen wollen oder ohnehin ein ganz anderes Diätanliegen besitzen, werden Sie die letztlich alles entscheidende Ketolysefähigkeit des Gehirns auch auf eine andere, sanftere, weniger rigide und gesündere Weise reaktivieren können.

5.9   17-Tage-Diät

Die 17-Tage-Diät ist eine vom amerikanischen Arzt Mike Moreno entwickelte Diät zur Gewichtsreduzierung. Sie besteht wie viele andere eher kohlenhydratarme Ernährungsprogramme aus vier Phasen, die – mit Ausnahme der letzten (lebenslänglichen) – jeweils 17 Tage andauern. Es werden die folgenden Diätphasen unterschieden:

* *Phase 1: Anheizen (17 Tage)*

  In dieser Phase steht die möglichst rasche Gewichtsabnahme im Vordergrund. Erlaubt sind magere Proteine aus Fleisch, Geflügel, Eiern, Milch und Fisch, Gemüse in beliebigen Mengen und begrenzte Mengen an kohlenhydratarmen Früchten. Die Kohlenhydratzufuhr soll drastisch eingeschränkt werden. Nach 14 Uhr sollten nach Möglichkeit keine Kohlenhydrate mehr verzehrt werden. Auf Getreide, Kartoffeln, Nudeln, Reis, Schokolade, Kekse, süße Desserts und süße Früchte muss verzichtet werden. Ferner soll sich mehr und regelmäßig bewegt werden. Auch wird – wie in allen Phasen – empfohlen, täglich mindestens zwei Liter Wasser zu trinken.

  Ziel der Phase ist es, sowohl die Fettverbrennung anzukurbeln als auch die weitere Einlagerung von Fett zu unterbinden. Dies geschieht einerseits durch mehr Bewegung, andererseits durch eine unterkalorische, kohlenhydrat- und fettarme Ernährung. Wird die Phase 1 sehr gewissenhaft durchgeführt, kann im Grunde von einem Erreichen des Zustands der Ketose und einer Reaktivierung der Ketolysefähigkeit des Gehirns ausgegangen werden.

* *Phase 2: Aktivieren (17 Tage)*

  Während dieser Zeit soll der Stoffwechsel durch wechselnde Ernährung (angeblich) umprogrammiert werden. Es sind zwar jetzt insbesondere mehr Portionen an natürlichen Stärkelieferanten erlaubt (jeden Tag maximal zwei Handvoll), allerdings nur jeden zweiten Tag, denn an den ungeraden Tagen soll man sich weiterhin wie in Phase 1, an den geraden Tagen gemäß den Regeln der Phase 2 (mit den zusätzlich erlaubten Lebensmitteln) ernähren.

  Angeblich soll es hierdurch zu einer erhöhten Fettverbrennung kommen. Auch sollen damit Plateauphasen beim Abnehmen vermieden werden. Sollte in Phase 1 die Ketolysefähigkeit des Gehirns aktiviert worden sein, so dürfte sie auch in dieser Phase aufgrund des täglichen Wechsels zwischen Phase-1- und Phase-2-Ernährung erhalten bleiben.

- *Phase 3: Austarieren (17 Tage)*

  In dieser Phase steht das Antrainieren von dauerhaft gesunden Essgewohnheiten im Vordergrund. In der Diät sind ab diesem Zeitpunkt alle Nahrungsgruppen vertreten, allerdings sollte man weiterhin stärkearmes Gemüse und fettarme Proteine bevorzugen. Wer möglichst schnell an Gewicht verlieren möchte, dem wird weiterhin empfohlen, ab 14 Uhr keine Kohlenhydrate zu sich zu nehmen.

- *Phase 4: Ankommen (für immer)*

  In der Phase 4, die gegebenenfalls lebenslänglich eingehalten wird, geht es darum, das Zielgewicht durch dauerhafte gesunde Ernährung (gemäß den Prinzipien der Phase 3) unter der Woche beizubehalten. An den Wochenenden besteht hingegen die Möglichkeit, davon abzuweichen und (gegebenenfalls süße) Lieblingsspeisen zu essen.

Die 17-Tage-Diät ist über weite Strecken sowohl kohlenhydrat- als auch fettarm. Damit ist sie gleichzeitig zwangsläufig unterkalorisch, ansonsten müssten Unmengen an mageren Proteinen verzehrt werden, was sehr ungesund ist. Auch könnte eine zu hohe Proteinzufuhr die Reaktivierung der Ketolysefähigkeit des Gehirns unterbinden, da ein Großteil der Proteine dann bereits im Darm (gewissermaßen als Ersatz-Kohlenhydrate) zu Glukose verzuckert würde. Es ist deshalb anzuraten, die Proteinzufuhr in allen Diätphasen nicht über das übliche Maß hinaus zu steigern.

Auch ist die Diät in einigen Aspekten recht künstlich. So geht sie stellenweise von kaum haltbaren „Modeansichten" in der Ernährungslehre aus. Beispielsweise heißt es an einer Stelle:

> Ich glaube, höchstens der Mann im Mond weiß noch nicht, dass magere Proteine, Obst, Gemüse und kleine Mengen Getreide von Natur aus gut für uns sind.

Nun, dann wäre ich wohl der Mann im Mond. Ferner kann die Empfehlung, täglich mehr als zwei Liter Wasser zu trinken, für viele Menschen eine beträchtliche Überforderung darstellen und sogar regelrecht ungesund sein. Schließlich leidet die Diät ein wenig unter der üblichen (problematischen) Fettphobie. Gesättigte tierische Fette sind gemäß ihr weitestgehend zu meiden, während mehrfach ungesättigte Fette, die besonders in Fisch und pflanzlichen Ölen vorkommen, als „freundliche Fette" bezeichnet werden (was somit auch für Omega-6-Fette gelten würde).

Die 17-Tage-Diät scheint ähnlich wie die Dukan-Diät auf eine möglichst rasche Gewichtsabnahme ausgelegt zu sein. Aufgrund der Kombination aus einerseits proteinreicher Ernährung und andererseits sowohl kohlenhydrat-, fett- als auch kalorienarmer Ausrichtung, kann von einer Zielerreichung zumindest in den ersten Phasen ausgegangen werden. Die letzte (lebenslängliche) Phase scheint mir hingegen noch nicht ganz ausgereift zu sein. Sie sollte unbedingt um die im vorliegenden Buch zur Reaktivierung der Ketolysefähigkeit des Gehirns empfohlenen Maßnahmen ergänzt werden.

5.10   Steinzeiternährung

Die Steinzeiternährung (Steinzeit-Diät; Paläo-Diät) ist eine Ernährungsweise, die sich an der vermuteten Ernährung des Menschen während der Altsteinzeit orientiert, das heißt, an der Lebensweise der Menschen vor der Einführung von Ackerbau und Viehzucht (und damit der Getreide- und Milchwirtschaft) während der sogenannten Neolithischen Revolution. In der Altsteinzeit, die vor etwa 2,4 Millionen Jahren begann und erst vor ca. 15.000 Jahren endete, lebten die Menschen hingegen noch als Jäger und Sammler beziehungsweise als Wildbeuter.

Im Rahmen der Steinzeiternährung sollen nur solche Nahrungsmittel verzehrt werden, von denen man annimmt, dass sie schon unseren Vorfahren in der Altsteinzeit reichlich zur Verfügung standen. Dazu gehören vor allem Fleisch (vom Wild), Fisch, Meeresfrüchte, Schalentiere, Eier, Obst, Gemüse, Kräuter, Pilze, Nüsse, Esskastanien und Honig.

Milch und Milchprodukte, sowie Getreide und Getreideprodukte (Brot, Nudeln, Pizza etc.) sollen nach Möglichkeit gemieden werden. Das Gleiche gilt für industriell verarbeitete Nahrungsmittel wie Zucker, Schokolade, Softdrinks, alkoholische Getränke, Fertiggerichte und Pausensnacks.

Lebensmittel wie Oliven, die ohne Verarbeitung ungenießbar wären, sind ebenfalls zu meiden. Die Verwendung von Pflanzenölen ist umstritten. Als Getränke sind nur Wasser und Tee aus Kräuteraufgüssen erlaubt.

Die Idee hinter der Paläo-Diät ist, dass sich die Menschen in der relativ kurzen Zeit seit dem Ende der Altsteinzeit nur noch geringfügig genetisch verändert haben. Daraus folgert man, dass sie an die genannten Lebensmittel noch immer am besten angepasst sind. Neuere Nahrungsmittel könnten aufgrund der möglicherweise fehlenden genetischen Anpassung dagegen allerlei gesundheitlichen Störungen zur Folge haben, angefangen von einfachen Unpässlichkeiten bis hin zu Zivilisationserkrankungen.

Grundsätzlich sind in der Paläo-Diät auch unbegrenzte Mengen an hochglykämischen Lebensmitteln wie getrocknete Feigen und Datteln, aber auch Honig erlaubt. Werden solche Lebensmittel nur sparsam verzehrt, entspricht die Steinzeiternährung einer Low-Carb-Diät.

Es kann sicherlich nicht schaden, sich in vielen Aspekten auch an der Paläo-Diät zu orientieren. Dies gilt insbesondere für die Lebensmittel, die man in Zukunft schwergewichtsmäßig verzehren oder umgekehrt ganz meiden möchte.

Die Paläo-Diät konzentriert sich nach meiner Auffassung oftmals zu sehr auf die Speisen und zu wenig auf andere Altsteinphänomene wie Mangel und Hunger, obwohl es unter den Autoren auch deutliche Ausnahmen gibt. Beispielsweise ist durchaus vorstellbar, dass es in der Altsteinzeit in einigen Regionen auch reichlich getrocknete Datteln und Feigen zu essen gab. Dies wird aber kaum an 365 Tagen im Jahr der Fall gewesen sein, und wenn doch, dann nur in einigen wenigen ausgewählten Gebieten. Auf der Grundlage mancher Empfehlungen der Paläo-Diät-Autoren könnte ein Paläo-Diätler jedoch das ganze Jahr über täglich einen ganzen Berg getrockneter Früchte verzehren und dennoch behaupten, er ernähre sich nun so, wie es unsere Vorfahren in der Altsteinzeit taten.

Dies wäre ein Fehler, denn wie bereits dargelegt wurde, kann das Gehirnwachstum des Menschen in der Altsteinzeit nur unter der Voraussetzung, dass die damaligen Gehirne praktisch jederzeit am Fettstoffwechsel angeschlossen (das heißt, ketolysefähig) waren, erklärt werden. Der Umstand, dass ein Gehirn nur aus Glukose Energie gewinnen kann, ist aber möglicherweise die viel größere Stoffwechseländerung gegenüber den Verhältnissen bei unseren Vorfahren, als etwa Ernährungsweisen, die zum Teil auch Getreide- oder Milchprodukte enthalten. Dadurch, dass sich die Paläo-Diäten meist vorrangig auf die erlaubten und nicht erlaubten Lebensmittel zum Zwecke der Vermeidung von genetisch bedingten Unverträglichkeiten konzentrieren, könnten sie den Blick für die wirklich durchgreifenden Ernährungs- und Stoffwechselumstellungen gegenüber der Altsteinzeit aus den Augen verloren haben.

5.11   Vegetarische Ernährung

Historisch betrachtet ist der Mensch kein Vegetarier. Dennoch können Sie grundsätzlich auch als Vegetarier gemäß den im vorliegenden Text dargestellten Ernährungsprinzipien leben. Allerdings dürfte Ihnen dies umso leichter gelingen, je weniger strikt Ihre vegetarische Diät ist. Sollten darin insbesondere Eier und Milchprodukte (und vielleicht sogar Fisch) erlaubt sein – und Sie diese Produkte auch mögen und vertragen –, dann sehe ich eigentlich überhaupt kein Problem.

Umgekehrt: Veganer (Verzicht auf tierische Nahrungsmittel aller Art – inklusive Honig) haben seltener mit Übergewicht zu kämpfen als sich „normal" ernährende Menschen. Ich habe mich während meiner jahrzehntelange schweren Migräneerkrankung selbst ein halbes Jahr lang vegan ernährt, und die Migräne wurde in dieser Zeit auch tatsächlich besser, allerdings war ich persönlich unter einer solchen Ernährungsweise nicht angemessen leistungs- und konzentrationsfähig. Das mag bei anderen Personen anders sein.

Ich möchte meine persönlichen Erfahrungen deshalb auch keineswegs überbewerten. Eine vegane Ernährung wird oftmals aus ethischen Gründen eingehalten. Eine ausschließlich gesundheitliche Argumentation mag in diesem Zusammenhang dann etwas deplatziert wirken.

Viele vegetarische Diäten sind reich an Kohlenhydraten und arm an Fett (sie gehören in dem Sinne zu den Low-Fat-Diäten). Den von mir empfohlenen Anschluss des Gehirns an den Fettstoffwechsel wird man unter solchen Voraussetzungen vermutlich nur durch das gelegentliche Einstreuen strikt kohlenhydratarmer Tage (beziehungsweise von Fastentagen) erzielen und aufrechterhalten können.

5.12   Low-Fat-30-Diät

Bei der Low-Fat-30-Diät wird der Fettanteil an der täglich aufgenommenen Nahrung auf maximal 30 Prozent der Gesamtkalorien beschränkt. Bei einem Tagesbedarf von beispielsweise 2.500 Kcal sind dies maximal 750 Kcal aus Fett, was in etwa 80 g Fett entspricht.

Da ein überaus großer Proteinanteil in der Nahrung nicht sinnvoll ist, wäre eine solche Diät zwangsläufig reich an Kohlenhydraten. Beispielsweise müssten bei einer täglichen Proteinzufuhr von ca. 150 g dann noch etwa

300 g an Kohlenhydraten verspeist werden, um insgesamt auf eine Gesamtkalorienzufuhr von 2.500 Kcal zu kommen. Von einem größeren Anteil hochglykämischer Kohlenhydrate (zum Beispiel Zucker) ist dabei dringend abzuraten.

Aufgrund ihres hohen Kohlenhydratanteils wird man bei einer Low-Fat-30-Diät den von mir empfohlenen Anschluss des Gehirns an den Fettstoffwechsel vermutlich nur durch das gelegentliche Einstreuen strikt kohlenhydratarmer Tage (beziehungsweise von Fastentagen) erzielen und aufrechterhalten können.

Kann ein solcher Anschluss nicht erreicht oder aufrechterhalten werden, dann sollten aus den im Buch beschriebenen Gründen (Reduzierung der Fettspeicherung) eher mehrere kleinere Mahlzeiten pro Tag als wenige größere eingenommen werden.

5.13 FDH

FDH („Friss die Hälfte") ist eine Form der Kalorienrestriktion, bei der zwar die Nahrungsmenge reduziert wird, die Nahrungszusammensetzung und die Zahl der Mahlzeiten im Wesentlichen jedoch unverändert bleiben. Ist die gewohnte Ernährung eher kohlenhydratreich (wie es bei den meisten Menschen in den Industrienationen der Fall ist), dann ist von FDH als Maßnahme zur Gewichtsreduzierung abzuraten, da sie die Ketolysefähigkeit des Gehirns nicht reaktiviert und somit den Hunger bei fehlender Nahrungsaufnahme nicht reguliert. Nach Beendigung der FDH-Zeit würde das Gehirn weiterhin nur Glukose zur Energiegewinnung nutzen können, die dazu regelmäßig und reichlich über die Nahrung zugeführt werden müsste. Die in den Diätwochen zuvor verlorenen Kilos werden dann meist wieder sehr rasch hinzugewonnen.

Viele junge Frauen und Mädchen versuchen sich immer wieder an Diätstrategien, bei denen sie intervallmäßig an einigen Tagen oder gar Wochen im Sinne von FDH hungern. Dabei ist es jedoch – aus den im Buch genannten Gründen – ganz besonders wahrscheinlich, dass es nach Beendigung der Hungerphase zum Jojo-Effekt kommt. Eine viel sinnvollere und effektivere FDH-Methode ist hingegen, an beispielsweise fünf Tagen in der Woche relativ normal zu essen und an den restlichen Tagen auf alle Kohlenhydrate zu verzichten. Wer es ganz eilig hat, der streicht dann sogar alle Kalorien vom Essensplan (dies wird manchmal auch intermittierendes Fasten genannt). Denn: Das zweite Verfahren sorgt für eine Reaktivierung der Ketolysefähigkeit des Gehirns, das erste nicht unbedingt.

5.14   Heilfasten

Beim Heilfasten handelt es sich um eine kurzzeitige Heilmaßnahme und keinesfalls um eine Ernährungsmaßnahme. Ähnlich wie bei der Darmsanierung (etwa im Rahmen einer F.-X.-Mayr-Kur) besteht kein echtes Langzeitkonzept. Im Allgemeinen werden die Anwender nach Beendigung der Heilmaßnahmen wieder schrittweise zu einer „gesunden" ausgewogenen Ernährung zurückgeführt, obwohl es möglicherweise gerade die „gesunde" ausgewogene Ernährung war, die die zu behandelnden gesundheitlichen Probleme verursacht hat.

Betrachtet man das Heilfasten einmal vom Energiestoffwechsel her, dann lässt sich vor allem eine gravierende Stoffwechselumstellung feststellen: Das Erste, was sehr bald nach Fastenbeginn eintritt, ist die Ketose, das heißt, genau die Stoffwechsellage, die in der ketogenen Ernährung bei Epilepsie ausgenutzt wird. Wenig später beginnt das Gehirn, die notwendigen Enzyme zur Nutzung von Ketonkörpern aufzubauen (das heißt, die Ketolysefähigkeit wieder herzustellen). Spätestens am fünften Tag einer Fastenkur ist es dann so weit, dass der größte Teil der Energiegewinnung des Gehirns über die Verwertung von Ketonkörpern erfolgt. Mit anderen Worten: Ab diesem Zeitpunkt basiert die zerebrale Energieversorgung des Fastenden primär auf dem Fettstoffwechsel (Batteriebetrieb), wodurch es zu einer vollen Nutzung der bei der Lipolyse mobilisierten Fette kommen kann.

Bevor die Ketolysefähigkeit des Gehirns nach mehreren Fastentagen schließlich ausreichend reaktiviert ist, leidet der Fastende in der Regel unter deutlichen Unterzuckerungssymptomen, begleitet von hohen Stresshormonleveln an Adrenalin und Cortisol und einer auf Hochtouren laufenden Glukoneogenese. In dieser Phase besteht ein erhöhtes Risiko für zerebrale Ausfallerscheinungen, Angstsymptome, depressive Verstimmungen, Kopfschmerzen, Migräne, epileptische Anfälle etc.

Befürworter der Heilmethode behaupten gerne, dass das Heilfasten sogenannte „Schlacken" aus dem Körper entferne und deshalb nicht nur die Gesundheit, sondern auch die Langlebigkeit fördere. Schulmediziner halten dem entgegen, dass es solche Schlacken im Körper nicht gebe beziehungsweise sich solche bislang nie haben nachweisen lassen.

Dies könnte sich möglicherweise bald ändern. Denn mittlerweile ist sich die Forschung sicher, dass nicht-funktionelle, zerstörte „Junk"-Proteine im Alterungsprozess der Zelle eine wichtige Rolle spielen. Offenkundig wird die Zelle durch eine zunehmende Zahl an Junk-Proteinen regelrecht „verschlackt".

Daneben wurde ein Prozess mit dem Namen Chaperone-mediated Auto-phagy (CMA) – einem der drei Teilprozesse der sogenannten Autopha-gozytose, des Selbstabbaus der Zelle – entdeckt, der in der Lage ist, einen erheblichen Teil der funktionslosen und zerstörten Proteine aus den Zellkernen zu entfernen. Chaperone-mediated Autophagy schwächt sich mit dem Alter zunehmend ab beziehungsweise lässt in seiner Effizienz nach. Einige Forscher sehen darin eine wesentliche Ursache für den Alterungsprozess. Der genaue Zusammenhang zur Alzheimerkrankheit und den für ihren Verlauf eine wesentliche Rolle spielenden Proteinschlacken (Beta-Amyloid) wird in der Medizin noch diskutiert.

Allerdings konnte beobachtet werden, dass sich der CMA-Prozess während längerer Hungerphasen und bei oxidativem Stress verstärkt. Schließlich wurde festgestellt, dass Ketonkörper den Chaperone-mediated Autophagy-Prozess ankurbeln können.

Daraus kann insgesamt gefolgert werden, dass

• es zelluläre Schlacken in Form von zerstörten Proteinen gibt,

• Fasten in der Lage ist, die Schlacken verstärkt aus den Zellen zu entfernen (über eine Aktivierung der Chaperone-mediated Autophagy) und

• die Aktivierung der Chaperone-mediated Autophagy durch Ketonkör-per verstärkt wird.

Mit anderen Worten: Fasten entschlackt offenkundig tatsächlich die Zellen, jede andere Diät mit ketogenen Phasen allerdings wohl auch.

Fasten hat aber möglicherweise noch eine weitere Wirkung, die über die eigentliche Fastenzeit weit hinausreichen kann: Es reaktiviert nämlich, wie bereits beschrieben, die Ketolysefähigkeit des Gehirns.

Leider scheint es bislang keinerlei Untersuchungen darüber zu geben, wie lange eine solche Reaktivierung nach Beendigung einer ketogenen Phase und der Rückkehr zu einer kohlenhydrat- und kalorienreichen Ernährung bestehen bleibt.

Berichtete Langzeiterfolge nach Beendigung einer Fastenkur oder einer ketogenen Diät lassen aber vermuten, dass die unmittelbare oder zumindest umgehend wiederherstellbare Ketolysefähigkeit des Gehirns nach einer mehrwöchigen ketogenen Phase durchaus noch für mehrere Monate erhalten bleiben kann. Möglicherweise ist darin auch der eigentliche Sinn (und positive gesundheitliche Effekt) der in vielen Kulturen anzutreffenden religiösen Fastenriten zu suchen.

5.15 Fastentage

Ist die Ketolysefähigkeit des Gehirns (das heißt, dessen Fähigkeit, Fettabbauprodukte zur Energiegewinnung zu nutzen) einmal erreicht und in einem vergleichsweise stabilen Zustand, kann sie durch eingelegte Fastentage stets wieder sehr leicht zur vollen Leistungsfähigkeit reaktiviert werden. Denkbare Optionen sind:

• Kohlenhydratfastentage (ketogene Tage): Es werden – ähnlich wie bei Atkins Phase I oder der ketogenen Diät – keine oder nur sehr wenige Kohlenhydrate pro Tag verzehrt. Das Kohlenhydratfasten kann einen oder mehrere Tage andauern.

• Echte Fastenzeiten: Es werden 12, 18, 24 Stunden oder länger („Null-Diät"-Tage; intermittierendes Fasten) überhaupt keine Kalorien aufgenommen, indem Sie beispielsweise gelegentlich das Abendessen (Dinner Cancelling) oder Frühstück auslassen.

Beim intermittierenden Fasten wechseln sich Phasen ohne Kalorienaufnahme mit Zeitabschnitten, in denen Sie sich normal ernähren, ab. Ein häufig praktiziertes Muster ist der tägliche Wechsel: Auf einen Fastentag folgt ein Tag mit normaler Ernährung. Allerdings sind auch andere regelmäßige Muster (zum Beispiel ein Fastentag auf 6 Tage mit normaler Ernährung) im Gebrauch und durchaus sinnvoll.

• Unterkalorische Tage: Es wird sich einen oder mehrere Tage lang deutlich unterkalorisch (geringere Kalorienaufnahme als der normale Tagesbedarf) und kohlenhydratarm ernährt.

Zu beachten ist allerdings: Unterkalorisch allein dürfte in den meisten Fällen nicht reichen. Wer beispielsweise im Rahmen einer Low-Fat-Diät (mit reichlich vielen Kohlenhydraten in den Mahlzeiten) wochenlang nur 1.000 Kcal oder weniger pro Tag zu sich nimmt, wird keineswegs für ein Training beziehungsweise eine Reaktivierung der Ketolysefähigkeit seines Gehirns sorgen. Hierdurch wird jedoch ein lang anhaltender Diäterfolg (insbesondere über das Diätende hinaus) äußerst fraglich. Grundsätzlich kann gesagt werden: Auf lange Sicht lässt sich Gewicht eher durch das Einlegen gelegentlicher Fastentage („Null-Diät-Tage) beziehungsweise ketogener Tage als durch das Einstreuen von FDH-Wochen erreichen.

Ich selbst lege immer wieder Kohlenhydratfastentage ein. Daneben bieten sich in meinem Alltag genügend Gelegenheiten, einmal ganz zwanglos über mehr als 12 Stunden keine kalorische Nahrung einzunehmen.

Es sei noch einmal daran erinnert, dass es sich bei den hier vorgestellten Fastenoptionen primär um Trainingsmaßnahmen zur Aufrechterhaltung eines einmal erreichten Zustands handelt. Für Personen, deren Gehirn noch vollständig glukoseabhängig ist, machen die genannten Fastenmaßnahmen hingegen nur wenig Sinn.

5.16 Ein konkreter Stufenplan

Abschließend möchte ich Ihnen darlegen, welche konkreten Maßnahmen ich selbst ergriffen habe und woran ich mich noch heute in etwa halte.

Was ich Ihnen in diesem Abschnitt erkläre und vorschlage, ist keine neue „Mersch"-Diät – tatsächlich geht es eher um Nahrungspausen als um die Nahrungsaufnahme –, sondern ein konkreter beispielhafter Stufenplan zur systematischen Wiedererlangung der Ketolysefähigkeit Ihres Gehirns (zum Wiederanschluss des Gehirns an den Fettstoffwechsel). Es handelt sich um nichts weniger als um ein Gehirnstoffwechseltraining. Mit ein wenig gutem Willen können Sie es in praktisch jede Diät oder Ernährungsform Ihrer Wahl integrieren. Und deshalb kommen darin auch keine Rezepte vor.

Doch genug der Worte. Meine Empfehlungen zur Verbesserung und Harmonisierung Ihres Gehirnstoffwechsels und zum Wiederanschluss des Gehirns an den Fettstoffwechsel lauten:

- *Phase 1: Aufbau*

  Beginnen Sie das Stoffwechseltraining Ihres Gehirns mit einer ketogenen Phase (der sogenannten *Aufbauphase*) von mindestens fünf bis sieben Tage Dauer. Es spielt dabei keine Rolle, ob Sie sich für die Atkins-Diät Phase I, die ketogene Diät, einen Diätplan gemäß der Anabolen Diät, ein ketogenes vegetarisches Programm, das Ihnen im Internet aufgefallen ist, oder für Ihren eigenen Freestyle entscheiden: Wichtig ist vor allem, dass Sie in der gesamten Zeit unter 30 Gramm Kohlenhydrate pro Tag bleiben. Alterativ dazu könnten Sie auch eine Woche lang Heilfasten (möglichst organisiert). Allerdings halte ich diesen Weg für den beschwerlicheren.

Sollten Sie sich gegen das Heilfasten entscheiden, dann würden die folgenden weiteren Empfehlungen zum Tragen kommen:

Versuchen Sie in der Zeit nach Möglichkeit nicht auch noch gleichzeitig zu hungern. Gehen Sie Ihrem Hungergefühl nach (zu Beginn ist sogar mit einem ausgesprochenen Heißhunger zu rechnen). Essen Sie sich satt, meinetwegen, indem Sie sich die Mortadella-Scheiben geradewegs im Dutzend „reinziehen". Sie können ganz unbesorgt sein: Der Hunger wird sich im Allgemeinen bereits nach ganz wenigen Tagen wieder deutlich reduzieren und normalisieren.

Sparen Sie auf gar keinen Fall beim Fett, Ihr Organismus braucht es jetzt. Legen Sie eher beim Fett als bei den Proteinen zu!

Bevorzugen Sie Speisen, die Sie mögen und von denen Sie wissen, dass Sie sie recht gut vertragen (wenn Sie von bestimmten Speisen bekanntermaßen leicht Kopfschmerzen oder Migräne bekommen, dann wählen Sie lieber andere Lebensmittel und Gerichte).

Sollten Sie Ovo-Lakto-Vegetarier sein (und folglich auch Eier und Milchprodukte verzehren), dann machen Sie sich bei Heißhunger beispielsweise ein paar Rühreier in ordentlich Butter, Sahne oder meinetwegen auch gutem Bio-Kokosöl, essen ein wenig Käse mit zusätzlichem Butteraufstrich oder machen sich etwas Gemüse in viel Butter oder Kokosöl gegart. Der gewohnte schnelle Energieriegel, das Stück Schokolade, der Puddingbecher oder das Glas Cola sind in der Zeit absolut tabu!

Ferner: Seien Sie darauf gefasst, dass es zu Nebenwirkungen (wie Sie beispielsweise im Abschnitt über die ketogene Diät erwähnt wurden) kommen kann. Sollten Sie beispielsweise unter Migräne leiden, dann können sich in dieser Phase verstärkt Migräneattacken und sonstige Kopfschmerzen bemerkbar machen, da Sie Ihrem Gehirn genau den Betriebsstoff aus der Nahrung entziehen, auf den es bislang allein angewiesen war. Bereiten Sie sich also auf jeden Fall gut vor. Machen

Sie sich klar, dass es in der Phase gewissermaßen um einen Entzug geht, der mit starken Nebenwirkungen verbunden sein kann.

Führen Sie die ketogene Phase deshalb nicht mitten im allergrößten Stress durch, etwa während eines Umzugs oder wenn Sie beruflich ganz besonders stark unter Termindruck stehen. Vermeiden Sie nach Möglichkeit jeden weiteren größeren äußeren Stress. Ihr Organismus hat in der Zeit bereits genug mit seinem innerem Stress (bedingt durch die Stoffwechselumstellung) zu tun.

Überwachen Sie die sich in dieser Phase üblicherweise recht bald einstellende Ketose regelmäßig mit Ketostix-Teststreifen aus der Apotheke. Behalten Sie dabei aber auch im Hinterkopf, dass negative Ergebnisse (keine Färbung der Teststreifen = keine Ausscheidung von Ketonen) nicht zwingend gegen eine Ketose sprechen müssen, wie ich es an anderer Stelle bereits erläuterte.

Schließlich: Beachten Sie die Warnhinweise zu bestehenden Erkrankungen (zum Beispiel Diabetes, unzureichende Nierenfunktionen etc.), wie sie unter anderem im Abschnitt über die ketogene Diät angeführt wurden. Fragen Sie vor der Durchführung der Maßnahme sicherheitshalber noch einmal Ihren Arzt, ob Sie seiner Meinung nach gesund genug sind, um etwa eine Atkins-Diät durchführen zu können.

- *Phase 2: Stabilisierung*

In dieser Phase (der sogenannten *Stabilisierungsphase*) geht es darum, Ihr Gehirn stärker an die zurückgewonnene Ketolysefunktion zu gewöhnen und sie gleichzeitig weiter zu stabilisieren, sodass sie nicht so bald wieder verloren geht.

Während der Stabilisierung sollten Sie sich an allen sieben Tagen in der Woche grundsätzlich eher kohlenhydratarm ernähren (etwa gemäß LOGI, GLYX, Lutz etc.). Allerdings ist weiterhin an mindestens jedem zweiten Tag ein ketogener (Aufbau) Tag gemäß Phase 1 einzulegen.

Ich empfehle, die Stabilisierungsphase mindestens einen Monat durchzuhalten.

- *Phase 3: Erhaltung*

Ziel der sogenannten *Erhaltungsphase* ist – wie der Name schon andeutet – der lebenslängliche Erhalt der Ketolysefähigkeit Ihres Gehirns (das heißt, seines Anschlusses an den Fettstoffwechsel). Im

Grunde können Sie ab jetzt wieder wie gewohnt essen. Allerdings: Sie sollten dabei mindestens einen ketogenen (Aufbau) Tag pro Woche einlegen, noch besser sind zumindest im ersten Jahr zwei.

Es empfiehlt sich, ausgesprochene Genuss- und Süßspeisen (zum Beispiel der obligatorische Kuchen bei einer Geburtstagseinladung) auf höchstens zwei Tage pro Woche zu beschränken. Verzehren Sie – ganz ähnlich wie es bei der Dukan-Diät angeraten wird – die kohlenhydratreichen Genussspeisen lieber zeitlich zusammenhängend (innerhalb weniger Stunden) statt über den ganzen Tag verteilt und nach Möglichkeit nicht auch noch in den Abendstunden vor dem zu Bett gehen (seltene Ausnahmen sind hingegen erlaubt). Nach einem solchen Genusstag sollten Sie baldmöglichst einen weiteren ketogenen (Aufbau) Tag einlegen, um für einen raschen Ausgleich zu sorgen.

Gewöhnen Sie sich ganz allgemein eine eher gesunde und natürliche Ernährungsweise an (siehe dazu die Empfehlungen im Abschnitt *Grundsätzliches* auf Seite 39). Versuchen Sie sich beispielsweise auch an den nichtketogenen Tagen der Stabilisierungsphase eher kohlenhydratarm (zum Beispiel gemäß LOGI, GLYX, Lutz etc.) zu ernähren und lediglich an den Genusstagen davon abzuweichen. Verzichten Sie insbesondere weitestgehend auf gezuckerte, kalorische Getränke. Trinken Sie solche Limonaden auf gar keinen Fall an sieben Tagen in der Woche. Wenn Sie in der Hinsicht jedoch einmal „gesündigt" haben, dann sollten Sie baldmöglichst wieder für einen Ausgleich sorgen, indem Sie einen weiteren ketogenen (Aufbau) Tag einlegen.

Wie Sie vermutlich selbst festgestellt haben, orientiert sich die obige Methode zur Wiedererlangung der Ketolysefähigkeit des Gehirns (beziehungsweise zum Wiederanschluss des Gehirns an den Fettstoffwechsel) in vielen Aspekten an der Dukan-Diät. Dies heißt nun aber nicht, dass ich Ihnen damit unbedingt die Dukan-Diät nahelegen möchte oder sie insgesamt für die beste aller denkbaren Diäten halte. Weit gefehlt. Es geht hierbei ausschließlich um die Beschreibung eines weitestgehend zuverlässigen Verfahrens zur Wiedererlangung der Ketolysefähigkeit des Gehirns. Und in diesem Punkt bin ich dann allerdings sehr wohl der Meinung, dass dies von der Dukan-Diät deutlich besser und zielgerichteter gelöst wurde als von jedem anderen mir bislang bekannten Ernährungsprogramm. Dukan scheint bei der von ihm propagierten Methodik sehr viel Wert auf die Vermeidung spontaner Diätrückfälle und Jojo-Effekte gelegt zu haben. Für den „Kenner" der zugrunde liegenden Stoffwechselmechanismen ist es jedoch mehr als offensichtlich, dass er dies über die Stabilisierung des Gehirnstoffwechsels (beziehungsweise dessen fortwährenden Anschluss an den Fettstoffwechsel) zu erreichen versucht.

Ganz unabhängig davon war ich schon immer der Auffassung, dass es wenig Sinn macht, das Rad neu zu erfinden, wenn es andere bereits getan haben. Insoweit gehöre ich eher zu den Personen, die dazu neigen, vorhandene gute Lösungen zu nutzen und weiterzuempfehlen, anstatt sie allein schon deshalb madigzumachen, weil man sie nicht selbst erfunden hat.

Sie können die angestrebte Ketolysefähigkeit des Gehirns jedoch gegebenenfalls auch auf ganz andere Weise erreichen. In der Literatur wird beispielsweise auf einen Artikel des Mediziners R. Scott Strahlman hingewiesen, in dem dieser sich darüber wundert, wieso seine seit vielen Jahren unter chronischer Migräne leidende Ehefrau nach einer wochenlangen Ketosephase im Rahmen einer Diät zur Reduzierung ihres erheblichen Übergewichts selbst mehr als ein Jahr nach der Behandlung und trotz Wiederaufnahme ihrer gewohnten Ernährungsweise noch immer völlig migränefrei war, sodass er folgerichtigerweise die Frage stellt, ob eine Ketose Migränekranken helfen und Migräne eventuell sogar heilen kann („Can Ketosis Help Migraine Sufferers?"). Die korrekte Antwort darauf lautet meiner Meinung nach – Sie werden es sicherlich schon erahnt haben: Nein, Ketose kann Migränikern nicht dauerhaft helfen, denn sie dauert tatsächlich nur so lange an, wie ihr Zustand währt. Was dagegen tatsächlich hilft, ist die Rückerlangung der Ketolysefähigkeit, da sie vom Gehirn selbst nach der Beendigung einer längeren Ketosephase noch recht lange aufrechterhalten wird.

Mir sind beispielsweise Personen bekannt, die einmal pro Jahr – ähnlich wie bei den religiösen Fastenriten – eine mehrwöchige Fastenzeit durchführen, und damit Effekte erzielen, wie ich sie auch von mir kenne. So scheinen sie selbst bei längeren stressreichen Situationen auf keine zusätzliche Nahrungsaufnahme angewiesen zu sein. Sie bleiben dann meist so ruhig und konzentriert wie immer. Das spricht dafür, dass auch bei ihnen die gesamte von ihrem Organismus benötigte Energie – einschließlich die für ihr Gehirn – weiterhin aus ihrer Körperbatterie, das heißt, primär aus den Fettdepots kommt.

Nun ist allerdings denkbar, dass solche Fastenzeiten mit Verhaltensänderungen einhergehen, die praktisch ganz automatisch für eine verlängernde Wirkung der mit der Fastenzeit erworbenen Stoffwechselfunktionen sorgen. Wenn einem beispielsweise plötzlich auffällt, dass man nicht ständig etwas zu sich nehmen muss, um anstehende Aufgaben erledigen zu können, macht man vielleicht zunächst gern schnell noch dies und das, bevor es wieder in aller Ruhe zum Essen geht (ein weiterer Vorteil übrigens: man muss nicht mehr unter Stress essen), so kenne ich es jedenfalls von mir. Auf diese Weise kann sich eine einmal erreichte Ketolysefähigkeit von ganz allein über einen längeren Zeitraum festigen, um sich vielleicht erst nach etlichen Monaten wieder abzuschwächen.

Was ich damit sagen will: Sie müssen sich nicht sklavisch an das von mir weiter oben beschriebene Verfahren halten. Auch andere Wege führen bekanntlich nach Rom.

Wie Sie unschwer erkennen konnten, handelt es sich bei den in diesem Abschnitt empfohlenen Maßnahmen um ein Training, allerdings weder um ein sportliches Training zur Stärkung Ihrer Muskeln oder Ihres Kreislaufs noch um ein geistiges Training zur Verbesserung Ihrer mentalen Fähigkeiten, sondern um ein Training zur Stärkung Ihres Gehirnstoffwechsels.

Doch worin soll der prinzipielle Unterschied zwischen den verschiedenen Trainingsarten bestehen? Warum soll es beispielsweise gut sein, 5 km am Stück oder gar einen ganzen Marathon laufen zu können, jedoch angeblich nicht, tageweise einmal auf (fast) alle Kohlenhydrate oder gar auf jegliche kalorische Nahrung verzichten zu können? Wieso soll das eine zur körperlichen Fitness gehören, das andere aber nicht? Und warum soll man Muskeln und Kreislauf regelmäßig trainieren, den Gehirnstoffwechsel jedoch nicht? Und schließlich: Wieso soll Ersteres gesund sein und gute Laune machen, Letzteres aber nicht? Aus meiner persönlichen Sicht ist das Laufen anstrengend, zeitaufwendig und lästig (vor allem, wenn es gerade mal wieder regnen sollte), das Kohlenhydratfasten hingegen leicht und locker. Ich erlebe es nicht einmal als Verzicht, sondern eher als eine Bereicherung meiner Lebensqualität und des subjektiven Empfindens. Ich fühle mich an den Tagen meist ganz besonders wohl, leicht, leistungsfähig und unbelastet.

Warum also sollte es irgendwann nicht einmal genauso selbstverständlich sein, den Menschen das tägliche Trainieren ihres Gehirnstoffwechsels zu lehren und anzuraten, so wie man ihnen heute empfiehlt, sich sportlich zu ertüchtigen oder ihren Geist zu trainieren? Prinzipiell besteht überhaupt kein Unterschied. Und träumen darf man ja wohl noch, oder?

Denn dass sich mit den in diesem Abschnitt vorgestellten Verhaltensmaßnahmen, die weitestgehend zum intermittierenden Fasten (siehe den

Abschnitt *Fastentage* auf Seite 68) gezählt werden können, langfristige vorteilhafte gesundheitliche Effekte erzielen lassen, legen auch diverse wissenschaftliche Untersuchungen nahe. Beispielsweise konnten in einigen Studien lebensverlängernde Wirkungen von intermittierenden Fastenprogrammen (und von Kalorienrestriktionen) bei Ratten nachgewiesen werden (siehe Carlson in der Literatur). Besonders stark schienen die Effekte dann zu sein, wenn die Tiere nur an zwei von drei Tagen Nahrung erhielten. Andere Tierversuche mit solchen Diäten belegten darüber hinaus eine gehirnschützende Wirkung (siehe Mitchell in der Literatur) und positive Effekte bei Alzheimer (siehe Halagappa in der Literatur). Gegenüber der Kalorienrestriktion zeichnete sich das intermittierende Fasten vor allem durch wesentliche höhere Blutkonzentrationen von Ketonkörpern aus (siehe Maalouf in der Literatur).

Vieles spricht dafür, dass sich die Resultate auch auf den Menschen übertragen lassen (siehe Rensing in der Literatur), zumal intermittierendes Fasten und tageweise unterkalorische Nahrung zu den natürlichen Lebensbedingungen der Menschen in ursprünglichen Wildbeutergesellschaften gehörte (siehe Zimmet in der Literatur).

6 Fazit

Im Laufe des Buches wurden unter anderem die folgenden wesentlichen Zusammenhänge über den Energiestoffwechsel des Menschen und die energetische Versorgung des Gehirns herausgearbeitet, auf die sich die im Anwendungsteil vorgeschlagenen Maßnahmen stützten:

- Unter den Organen des Menschen hat das Gehirn den höchsten Energiebedarf. Beim Erwachsenen beträgt sein Anteil am gesamten Ruheenergiebedarf des Organismus ca. 20 %, und zwar ununterbrochen 24 Stunden am Tag, bei Neugeborenen sind es sogar 75% und mehr.

- Bei üblicher kohlenhydratreicher Ernährungsweise hat das Gehirn eines Erwachsenen einen täglichen Bedarf an Glukose von ca. 130g, das gesamte Nervensystem von etwa 145g und mehr.

- Das Gehirn kann zwar neben Glukose grundsätzlich auch Ketonkörper (Fettabbauprodukte) zur Energiegewinnung nutzen, allerdings geht die dafür erforderliche Fähigkeit zur Ketolyse (Enzymproduktion im Gehirn) bei dauerhafter Anwendung kohlenhydratreicher und kalorisch ausreichender Ernährungsweisen im Allgemeinen sukzessive verloren. Anders gesagt: Das Gehirn verlernt es dann, Ketonkörper als Energieträger zu nutzen. Das Gehirn von Säuglingen ist hingegen unmittelbar nach der Geburt noch auf natürliche Weise ketolysefähig (das heißt, es kann Ketonkörper für die Energiegewinnung nutzen).

- Der eigentliche Glukosespeicher (Glykogenspeicher) für das Gehirn befindet sich in der Leber. Er reicht bei den meisten Menschen (bei dauerhafter Anwendung kohlenhydratreicher und kalorisch ausreichender Ernährungsweisen) für maximal 12 Stunden. Bei längerer Nahrungskarenz (Hungern) muss die Glukose deshalb zunächst aus anderen Energiespeichern (Proteinen, Fett) hergestellt werden.

- Der menschliche Organismus speichert zwar fast jede zu viel aufgenommene Kalorie in den Körperfettdepots (bei einer 70kg schweren, gesunden, schlanken Person liegen ca. 85% der verwertbaren Körperenergien als Körperfett vor, ca. 14,5% als Proteine und nur 0,5% als Kohlenhydrate) , kann aus Fett jedoch kaum noch Glukose herstellen (anteilsmäßig nur noch zu ca. 6%, und zwar aus dem Glycerin der Triglyceride, in deren Form Fett im Organismus gespeichert wird).

Dies ist insoweit bemerkenswert, als der Energiebedarf des Gehirns eines Erwachsenen zwar einen zwanzigprozentigen Anteil am gesamten Ruheenergiebedarf des Menschen besitzt, die Energiespeicher jedoch zu mehr als 80% aus Fett bestehen, aus dem das Gehirn unter den heute üblichen Ernährungsgewohnheiten praktisch keine Energie mehr beziehen kann.

- Wird länger als 12 Stunden gefastet, muss (bei dauerhafter Anwendung kohlenhydratreicher und kalorisch ausreichender Ernährungsweisen) der überwiegende Teil der für das Gehirn benötigten Glukose aus Körperproteinen (aus Muskeln, Bindegewebe etc.) hergestellt werden. Diese Aufgabe übernimmt in erster Linie die in der Leber (und zum Teil in anderen Organen) stattfindende Glukoneogenese.

- Die Verzuckerung von Körperproteinen zur energetischen Versorgung des Gehirns mit Glukose ist für den Organismus sehr ineffizient: Für 1 g Glukose müssen 1,8 g Proteine verstoffwechselt werden, was den Abbau von 9 g Muskulatur oder Bindegewebe voraussetzt. 100 g zusätzliche Glukose für das Gehirn hätten somit einen Abbau von fast 1 kg Körpersubstanz (Muskulatur, Bindegewebe) – pro Tag – zur Folge. Für den Organismus kann es sich hierbei nur um eine kurzfristige Notfallmaßnahme handeln. Aus diesem Grund erfolgt der Vorgang unter maßgeblicher Beteiligung des Stresshormons Cortisol und einer Aktivierung des Sympathikus. Anders gesagt: Man erlebt in solchen Situationen starken Stress (oder Schlimmeres wie Migräne, Epilepsie, etc.). Der Stress kommt dabei nicht von außen, sondern aus dem Stoffwechsel selbst. Er ist gewissermaßen hausgemacht.

- Es lässt sich relativ leicht zeigen, dass der Mensch das wilde Leben der Altsteinzeit mit solchen gravierenden Defiziten nicht hätte erfolgreich meistern können. Auch hätte sein Gehirn unter den beschriebenen Voraussetzungen damals nicht wachsen können.

- Im Interesse der Bewahrung der eigenen Körpersubstanz und zur Vermeidung von weiterem Stress ist das einzig sinnvolle Verhalten in der beschriebenen problematischen Situation (bei bereits starker Verzuckerung von Körpersubstanz zum Wohle des Gehirns) deshalb: Baldmöglichst wieder eine Mahlzeit zu sich nehmen, die reich an (gegebenenfalls hochglykämischen) Kohlenhydraten und Proteinen ist, da beide Substrate vom Organismus leicht in Glukose zur energetischen Versorgung des Gehirns umgewandelt werden können. Nichtessenzielle Fettsäuren werden zu dem Zeitpunkt hingegen nicht unbedingt benötigt, da der Körper bereits über ausreichend viele Fettenergien in den Fettdepots verfügt. Allerdings können auch in diesem Fall zu viel gegessene Kalorien wieder in Fett umgewandelt und den Fettzellen zugeführt werden (mithilfe von Insulin), wo sie für das Gehirn nicht weiter nutzbar sind. Eine naheliegende Verhaltensempfehlung könnte dann lauten: Man sollte vorzugsweise mehrere kleinere, kalorienarme, kohlenhydratreiche und fettarme Mahlzeiten zu sich nehmen, um nicht weiter an Gewicht (und insbesondere an Körperfett) zuzulegen. Außerdem hätte dies den Vorteil – so die Theorie –, dass der Organismus durch die häufigen kohlenhydratreichen Mahlzeiten nicht zu oft in eine stressreiche Glukoneogenese zwecks Versorgung des Gehirns mit Glukose gezwungen wird.

- Genau das ist im Wesentlichen die Empfehlung der Deutschen Gesellschaft für Ernährung (DGE). Sie beruht allerdings – wie gezeigt werden konnte – auf der irrigen Grundannahme, dass das menschliche Gehirn nur aus Glukose – und nicht auch aus Fettabbauprodukten (Ketonkörpern) – Energie gewinnen kann. Ferner sorgt sie exakt dafür, dass sich an dem Zustand so bald nichts ändert. Die Empfehlung zementiert die Glukoseabhängigkeit des Gehirns gewissermaßen. Und sie hat zur Folge, dass man fortwährend selbst – und zwar durch die Einhaltung entsprechender Diäten und gegebenenfalls durch mehr Bewegung (Sport) – für eine ausgeglichene Energiebilanz sorgen muss. Denn ein menschlicher Organismus, der praktisch jede überschüssige Kalorie als Fett abspeichert, dessen energiehungrigstes Organ jedoch – wie es von den Ernährungsexperten behauptet wird – Fett nicht zur Energiegewinnung nutzen kann, ist zu keiner selbstständigen ausgeglichenen Energiebilanzierung in der Lage.

Die Analysen der vorangegangenen Kapitel kamen deshalb zu dem Schluss, dass die wichtigste Maßnahme, um Übergewicht langfristig abzubauen beziehungsweise erst gar nicht entstehen zu lassen, die Wiederherstellung der Ketolysefähigkeit des Gehirns ist, das heißt, die Reaktivierung der Fähigkeit, Ketonkörper (bestimmte, in der Leber hergestellte Fettabbauprodukte) übergangslos und anstelle von Glukose zur Energiegewinnung zu nutzen. Wie das auf relativ sichere Weise erreicht werden kann, wurde im Abschnitt *Ein konkreter Stufenplan* auf Seite 69 beschrieben.

Da dies immer wieder missverstanden wird, möchte ich es lieber noch einmal zu viel als zu wenig sagen: Es geht dabei nicht darum, möglichst lange (gegebenenfalls lebenslänglich) im Zustand der Ketose (hoher Anteil von Ketonkörpern im Blut) zu verbleiben, sich jeden Tag möglichst kohlenhydratarm zu ernähren und große Fleischmengen zu verspeisen. Das eigentliche Ziel ist nicht das Erreichen eines Zustands (zum Beispiel der Ketose), sondern die Wiedererlangung einer Fähigkeit, die zu den Grundkompetenzen aller Menschen zählt. Säuglinge werden mit ketolysefähigen Gehirnen geboren. Die natürliche Fähigkeit des Gehirns, Ketonkörper als Energieträger zu nutzen, geht erst nach dem Abstillen und mit der Umstellung der Ernährung des Kindes auf kohlenhydratreiche Nahrung verloren.

Fähigkeiten erlangt man gemeinhin durch Lernen und Üben. Dabei kann man sich allerdings zeitlich begrenzen. Es ist im Allgemeinen nicht erforderlich, 24 Stunden am Tag und sieben Tage die Woche zu lernen und zu üben, nur um eine Fähigkeit (wieder) zu erlangen.

Wenn Sie beispielsweise Spanisch lernen möchten (die Fähigkeit, in Spanisch zu kommunizieren), weil Sie regelmäßig nach Spanien in Urlaub fahren, dann werden Sie vermutlich zu Beginn größere Anstrengungen unternehmen müssen, bis Sie die Sprache ausreichend beherrschen. Ist das jedoch einmal der Fall, können Sie die Sache auch wieder ein wenig gelassener angehen. Möglicherweise reicht es dann sogar, Ihre Sprachkenntnisse einmal pro Jahr während des Urlaubs aufzufrischen.

Mit der Wiedererlangung der Ketolysefähigkeit, die den meisten Menschen schon in Kindesalter abhandengekommen (ja regelrecht geraubt worden) ist, verhält es sich ganz ähnlich. Die allererste Reaktivierung der Fähigkeit ist nur durch tage- bis wochenlange drastische Kohlenhydratreduzierung oder durch Fasten zu erreichen. Solche Phasen sind jedoch in aller Regel kein „Zucker"schlecken. Eine Entwöhnung des Gehirns von der ach so geliebten Glukose kann genauso anstrengend und mit inneren Widerständen verbunden sein, wie der Versuch eines starken Rauchers beziehungsweise Trinkers, ganz auf Zigaretten beziehungsweise Alkohol zu verzichten. Ist die Fähigkeit dann aber erst einmal reaktiviert, geht sie nicht sofort wieder verloren. Man muss den Zustand, der zur Wiedererlangung der Fähigkeit führte (Fasten, ketogene Diätphase etc.), nicht permanent aufrechterhalten. Es ist wie beim Erlernen einer Fremdsprache: Einmal erworbene Kenntnisse müssen lediglich gelegentlich wieder aufgefrischt werden, dann können sie im Grunde für immer erhalten bleiben.

Das Maßnahmenkapitel richtete sich in vielen Ratschlägen an beide Anwendertypen: an diejenigen, deren Gehirn noch glukoseabhängig ist und die die Ketolysefähigkeit erstmalig reaktivieren möchten, und an andere,

deren Gehirn bereits Ketonkörper verarbeiten kann und die die zurücker-
langte Fähigkeit nicht schon bald wieder verlieren möchten. Ich habe
versucht, hier und dort kenntlich zu machen, welcher Ratschlag sich primär
an den einen Anwendertyp und welcher eher den anderen richtet, gebe aber
gerne zu, dass dies beim ersten Lesen nicht immer leicht ersichtlich sein
mag.

Und ich habe versucht darzulegen, wie Sie selbst herausfinden können, ob
Ihr Gehirn in ausreichendem Maße Ketonkörper verarbeiten kann (zu
welchem Anwendertyp Sie folglich gehören): Sollten Sie problemlos in der
Lage sein, einen ganzen Tag (24 Stunden) mit nur ganz wenigen (oder
besser gar keinen) Kohlenhydraten zu überstehen, ohne Heißhunger zu
bekommen oder in der Leistungsfähigkeit abzufallen, dann besitzen Sie ein
ausreichend ketolysefähiges Gehirn.

Die meisten Diätprogramme haben das gleiche Problem mit unterschiedlichen Anwendertypen. Aus diesem Grund sind sie oftmals in Phasen
aufgeteilt (zum Beispiel Phase I für Neueinsteiger, Phase IV für Langzeit-
anwender) oder besitzen sonstige zeitliche Modifikationen. Beispielsweise
soll man sich bei der Dukan-Diät selbst in der Erhaltungsphase (Phase IV)
an einem Tag pro Woche gemäß Phase I (ketogen) ernähren. Die 17-Tage-
Diät empfiehlt, sich auch in der Phase 4 („Ankommen") unter der Woche
eher zurückhaltend zu ernähren, während man an den Wochenenden
durchaus auch mal sündigen darf. Bei der anabolen Diät soll man sich an
mindestens fünf Tagen in der Woche ketogen ernähren, während man an
den restlichen Tagen beliebig schlemmen darf. Solche Empfehlungen
dienen vor allem dem Erhalt einer einmal erworbenen Kompetenz.

Im Maßnahmenteil wurden zahlreiche populäre Diäten beschrieben und
bezüglich ihres vermutlichen Hauptwirkmechanismus analysiert. Damit
sollte unter anderem aufgezeigt werden, welche Diäten besonders geeignet
sind, die Ketolysefähigkeit des Gehirns zu reaktivieren und zu erhalten.
Auch sollte dies Ihnen eine Hilfestellung geben, wie Sie gegebenenfalls an
dem von Ihnen gewählten Diätprogramm eigenständige Verbesserungen
vornehmen können. Ein relativ einfaches standardisiertes Verfahren, wie
dies in der Praxis erfolgen kann, wurde im Abschnitt *Ein konkreter Stufenplan* auf Seite 69 beschrieben.

Ich habe keineswegs vor, eine eigene Diät zum Abnehmen einzuführen und
zu vermarkten und mit Rezepten und Tagesplänen zu unterfüttern. Stattdessen gehe ich davon aus, dass Sie sich bereits für eine Diät Ihrer Wahl
entschieden haben beziehungsweise noch entscheiden werden. Aus diesem

Grund besitzt das Buch auch keinen Rezeptteil. Außerdem: Wozu sollte ich Ihnen Rezepte liefern, wenn Sie vielleicht ohnehin einen ganz anderen Geschmack haben als ich?

Dennoch glaube ich, dass Sie selbst dann von den hier vorgestellten Maßnahmen und der dahinter stehenden Theorie profitieren können, wenn Sie sich bereits an ein bestimmtes Ernährungsprogramm halten. Nehmen Sie als Beispiel einmal Atkins, LOGI oder gar Low-Fat. Ich bin mir ziemlich sicher, dass Sie mit der von Ihnen ausgesuchten Diät noch deutlich durchgreifendere Ergebnisse erzielen können und sich auch besser fühlen werden, wenn Sie bei lang andauernder Anwendung regelmäßig (zum Beispiel einmal pro Woche) einen sehr kohlenhydratarmen Tag (beziehungsweise einen Fastentag) einlegen. Denn eine Diät oder ein Ernährungsprogramm, welches die Ketolysefähigkeit des Gehirns nicht reaktiviert und aufrechterhält, macht auf lange Sicht keinen wirklichen Sinn, da Sie damit niemals den ständigen Hunger loswerden können.

Betrachten Sie die Sache einmal so: Eine kohlenhydratarme Diät mit einer festen täglichen Beschränkung der Kohlenhydratzufuhr mag für sich allein bereits wirkungsvoll sein, bessere Ergebnisse können Sie jedoch möglicherweise dadurch erzielen, dass Sie dabei fast nur niedrigglykämische Lebensmittel (die den Blutzuckerspiegel nicht zu schnell ansteigen lassen) zu sich nehmen, selbst wenn die Bücher zur Diät sich in dem Punkt ausschweigen sollten. Anders gesagt: Sie können eine bestimmte Diät unter Umständen durch zusätzliche Anleihen bei anderen Diäten eigenständig verbessern.

Genauso ist das hier auch: Sie können die von Ihnen gewählte Diät vermutlich noch ein ganzes Stück wirkungsvoller machen, wenn Sie zum Beispiel – wie im Abschnitt *Ein konkreter Stufenplan* auf Seite 69 beschrieben – jede Woche einen ketogenen Tag (keine Kohlenhydrate, Fastentag etc.) einlegen, weil er Ihnen hilft, die Ketolysefähigkeit des Gehirns aufrechtzuerhalten, sodass Sie viel besser gegen Hunger und den gefürchteten Jojo-Effekt gewappnet sind. Das ist eigentlich schon alles.

Unabhängig davon verspreche ich mir natürlich auch, dass die verschiedenen Diätanbieter einige Anregungen des Buches aufgreifen und in ihre Diätprogramme integrieren. Denn wie gesagt: Ohne einen Anschluss des Gehirns an den leistungsfähigen Fettstoffwechsel (durch Reaktivierung der Ketolysefähigkeit) können Diäten langfristig nicht wirklich funktionieren. Daran kann kaum ein Zweifel bestehen.

7 Literatur

[1] Adam, Olaf (2010): KFZ-Diät. Genussvoll essen und abnehmen, 6. Auflage, Weil der Stadt: Hädecke

[2] Agatston, Arthur (2008): Die South Beach Diät. Die Sensationsdiät aus Amerika, Augsburg: Weltbild

[3] Aiello, Leslie C. (1997): Brains and Guts in Human Evolution. The Expensive Tissue Hypothesis. In: Brazilian Journal of Genetics, Band 20, Nr. 1, 1997, S. 141-148

[4] Aiello, Leslie C./Wheeler, Peter (1995): The Expensive-Tissue Hypothesis. The Brain and the Digestive System in Human and Primate Evolution. In: Current Anthropology, Band 36, Nr. 2, 1995, S. 199-221

[5] Arndt, Klaus/Korte, Stephan (2001): Die Anabole Diät. Ketogene Ernährung für Bodybuilder, Arnsberg: Novagenics

[6] Atkins, Robert (1989): Dr. Atkins' Gesundheitsrevolution. Länger und gesünder leben, Genf: Ariston Verlag

[7] Baumeister, Friedrich A. M. (2012): Ketogene Diät. Ernährung als Therapiestrategie bei Epilepsien und anderen Erkrankungen. Stuttgart: Schattauer

[8] Buchholz AC/Schoeller DA (2004): Is a calorie a calorie? American Journal of Clinical Nutrition, Vol. 79, No. 5, S. 899-906

[9] Carlson, Anton J./Hoelzel, Fredreck (1946): Apparent Prolongation of the Life Span of Rats by Intermittent Fasting. In: Journal of Nutrition 31, 1946, S. 363-375

[10] Cordain, Loren (2004): Das Getreide – Zweischneidiges Schwert der Menschheit. Unser täglich' Brot macht satt, aber krank. Ernährung mit Getreideprodukten kann die Gesundheit ruinieren, Arnsberg: Novagenics

[11] Cordain, Loren (2010): The Paleo Diet. Lose Weight and Get Healthy by Eating the Foods You Were Designed to Eat, New York: John Wiley & Sons

[12] Correia, Hamilton R./Balseiro, Sandra C./Correia, Elisabete R./Mota, Paulo G./De Areia, Manuel L. (2004): Why are human newborns so fat? Relationship between fatness and brain size at birth, American Journal of Human Biology, 16/1 (2004), S. 24-30

[13] Coy, Johannes (2010): Das Anti-Krebs-Kochbuch, München: Gräfe und Unzer

[14] Cuervo AM/Dice JF (2000): Age-related decline in chaperone-mediated autophagy, J Biol Chem. 2000 Oct 6;275(40):31505-13

[15] Deutsches Medizin Netz (2006): Neurodermitis, 23.08.2006,
      http://www.medizin-netz.de/icenter/neurodermitis.htm

[16] DGE e.v. (2011): Vollwertig essen und trinken nach den 10 Regeln der
      DGE,
      http://www.dge.de/modules.php?name=Content&pa=showpage&pid=15

[17] Dukan, Pierre (2011): Die Dukan Diät. Das Schlankheitsgeheimnis der
      Franzosen, München: Gräfe und Unzer

[18] Fallon S/Enig MD (1999): Guts and Grease.The Diet of Native Americans,
      The Weston A. Price Foundation, http://www.westonaprice.org/traditional-
      diets/guts-and-grease

[19] Finn PF/Dice JF (2005): Ketone bodies stimulate chaperone-mediated
      autophagy, J Biol Chem. 2005 Jul 8;280(27):25864-70

[20] Focus Online (2004): Die Ehe macht dick, 08.10.2004,
      http://www.focus.de/gesundheit/news/uebergewicht_aid_87307.html

[21] Frank, Gunter (2009): Lizenz zum Essen. Stressfrei essen, Gewichtssorgen
      vergessen, München: Piper

[22] Frank, Gunter (2012): Schlechte Medizin. Ein Wutbuch, München: Albrecht
      Knaus Verlag

[23] Göbel, Hartmut (2011): Wie unterscheidet sich Migräne von Kopfschmer-
      zen? NDR.de, 11.11.2011:
      http://www.ndr.de/ratgeber/gesundheit/schmerz/mythosaspirin113.html

[24] Gonder, Ulrike (2009): Fett! Unterhaltsames und Informatives über fette
      Lügen und mehrfach ungesättigte Versprechungen, 4. Auflage, Stuttgart:
      Hirzel

[25] Gonder, Ulrike/Worm, Nicolai (2010): Mehr Fett! Warum wir mehr Fett
      brauchen, um gesund und schlank zu sein, Lünen: Systemed

[26] Grillparzer, Marion (2009): Die neue GLYX-Diät. Abnehmen mit Glücks-
      Gefühl, 3. Auflage, München: Gräfe und Unzer

[27] Halagappa, Veerendra Kumar Madala et al. (2007): Intermittent fasting and
      caloric restriction ameliorate age-related behavioral deficits in the triple-
      transgenic mouse model of Alzheimer's disease, Neurobiol Dis. 2007
      Apr;26(1); S. 212-220

[28] Jaminet, Paul/Jaminet, Shou-Ching (2010): Perfect Health Diet. Four Steps
      to Renewed Health, Youthful Vitality, and Long Life, Cambridge MA:
      YinYang Press

[29] Johns Hopkins Medical Institutions (2010): High-Fat Ketogenic Diet to
      Control Seizures Is Safe Over Long Term, Study Suggests, ScienceDaily,
      16.02.2010,
      http://www.sciencedaily.com/releases/2010/02/100216163531.htm

[30] Kämmerer, Ulrike/Schlatterer, Christina/Knoll, Gerd (2012): Krebszellen lieben Zucker – Patienten brauchen Fett, Lünen: Systemed

[31] Kiffin R/Christian C/Knecht E/Cuervo AM (2004): Activation of Chaperone-mediated Autophagy during Oxidative Stress, Mol Biol Cell. 2004 November; 15(11): 4829–4840

[32] Kirsch JR/D'Alecy LG (1984): Hypoxia induced preferential ketone utilization by rat brain slices, Stroke. 1984 Mar-Apr;15(2):, S. 19-23

[33] Krech III, Shepard (1999): The Ecological Indian. Myth and History, New York: W. W. Norton

[34] Kunz, Martin (2005): GU Ratgeber Gesundheit: Satt und schlank mit der Volumetrics-Diät, 4. Auflage, München: Gräfe und Unzer

[35] Kuzawa, Christopher W. (1998): Adipose tissue in human infancy and childhood. An evolutionary perspective, American Journal of Physical Anthropology 27(suppl.): S. 177-209

[36] Kwasniewski, Jan (2000): Optimal Essen, 2. Auflage, Warszawa: WGP Verlag

[37] Lavers, Chris (2003): Warum haben Elefanten so große Ohren? Dem genialen Bauplan der Tiere auf der Spur, Bergisch Gladbach: Bastei Lübbe

[38] Lindsay DB/Setchell BP (1976): The oxidation of glucose, ketone bodies and acetate by the brain of normal and ketonaemic sheep, The Journal of Physiology, 1976 Vol 259, Issue 3, S. 801-823

[39] Lochs, Herbert (2003): Hungerstoffwechsel, http://www.dgem.de/termine/berlin2003/lochs.pdf

[40] Löffler, Georg/Petrides, Petro E. (Hrsg.) (2003): Biochemie und Pathobiochemie, 7. Auflage, Heidelberg: Springer Medizin-Verlag

[41] Lutz, Wolfgang (2004): Leben ohne Brot. Die wissenschaftlichen Grundlagen der kohlenhydratarmen Ernährung, 16. Auflage, Gräfelfing: Informed

[42] Maalouf, Marwan/Rho, Jong M./Mattson, Mark P. (2009): The neuroprotective properties of calorie restriction, the ketogenic diet, and ketone bodies. Brain Res Rev. 2009 Mar;59(2); S. 293-315

[43] Mersch, Peter (2004): migräneinformation.de, http://www.miginfo.de

[44] Mersch, Peter (2016): Migräne. Heilung ist möglich. Norderstedt: Books on Demand

[45] Mersch, Peter (2017): Die Familienmanagerin. Kindererziehung und Bevölkerungspolitik in Wissensgesellschaften. Norderstedt: Books on Demand

[46] Mersch, Peter (2018): Gesund abnehmen ohne Jojo-Effekt. Wie man sein Wunschgewicht dauerhaft hält, Norderstedt: Books on Demand

[47] Mersch, Peter (2018): Wie Übergewicht entsteht … und wie man es wieder los wird, Norderstedt: Books on Demand

[48] Mersch, Peter (2018): Klüger werden und Demenz vermeiden. Wie sich beides für Jung und Alt erreichen lässt. Norderstedt: Books on Demand

[49] Mersch, Peter (2018): Systemische Evolutionstheorie. Eine systemtheoretische Verallgemeinerung der Darwinschen Evolutionstheorie. Norderstedt: Books on Demand

[50] Mersch, Peter (2018): Was ist Leben? Mit den Augen des Systemtheoretikers betrachtet. Norderstedt: Books on Demand

[51] Mersch, Peter (2012): Der Fall Charlie Abrahams, http://www.mersch.com/molmain/main.php?docid=231#mol267

[52] Mitchell, James R. et al. (2010): Short-term dietary restriction and fasting precondition against ischemia reperfusion injury in mice, Aging Cell. 2010 Feb;9(1); S. 40-53

[53] Montignac, Michel (2001): Die Montignac-Methode … essen und dabei abnehmen, Offenburg: Artulen Verlag

[54] Moreno, Mike (2012): Die 17-Tage-Diät. München: Goldmann

[55] Morris AAM (2005): Cerebral ketone body metabolism, Journal of Inherited Metabolic Disease, Volume 28, Issue 2, Apr 2005, S. 109-121

[56] Mumenthaler, Marco (2002): Epilepsie und Migräne, Schweiz Med Forum, Nr. 7, 13.02.2002, S. 139-143, http://www.medicalforum.ch/pdf/pdf_d/2002/2002-07/2002-07-297.PDF

[57] Murphy P/Likhodii S/Nylen K/Burnham WM (2005): The antidepressant properties of the ketogenic diet. Biol Psychiatry. 2004;56: S. 981-983

[58] Pan JW/Bebin EM/Chu WJ/Hetherington HP (2009): Ketosis and epilepsy: 31P spectro-scopic imaging at 4.1T, Epilepsia 1999; 40(6), S. 703-707

[59] Pape, Detlef/Schwarz, Rudolf/Trunz-Carlisi, ElmarU/Gillessen, Helmut (2006): Schlank im Schlaf. Die revolutionäre Formel: So nutzen Sie Ihre Bio-Uhr zum Abnehmen, München: Gräfe und Unzer Verlag

[60] Paul, Sabine (2012): PaläoPower: Das Wissen der Evolution nutzen für Ernährung, Gesundheit und Genuss, München: Beck

[61] Peters, Achim (2011): Das egoistische Gehirn. Warum unser Kopf Diäten sabotiert und gegen die eigenen Körper kämpft, Berlin: Ullstein

[62] Platte, Petra/Korenke, Christoph (2005): Epilepsie. Neue Chancen mit der ketogenen Diät, Stuttgart: Trias

[63] Pollmer, Udo et al. (2005): Erstes Steinzeitmärchen – Unsere Vorfahren aßen fettbewusst, EU.L.E.n-Spiegel 5-6/2005, S. 4-7

[64] Protina Pharm. GmbH (2005): Basica Nahrungsmittel-Tabelle, http://www.basica.de/images/stories/Basica/nahrungstabelle_2009.pdf

[65] Remer, Thomas/Manz Friedrich (1995): Potential renal acid load of foods and its influence on urine pH. J Am Diet Assoc. 1995 Jul;95(7), S. 791-797

[66] Remer, Thomas (2000): Influence of diet on acid-base balance. Semin Dial. 2000 Jul-Aug;13(4), S. 221-226

[67] Remer, Thomas (2001): Influence of nutrition on acid-base balance--metabolic aspects. Eur J Nutr. 2001 Oct;40(5), S. 214-220

[68] Rensing, Ludger (2007): Die Grenzen der Lebensdauer. Von welchen zellulären Faktoren wird das Altern bestimmt? Biologie in unserer Zeit. Volume 37, Issue 3; S. 190-199

[69] Schaub, Stefan (2004): Ernährung + Verdauung = Gesundheit. Die Fundamente des Gesundbleibens, CH-Maienfeld: Verlag Pro Salute

[70] Schaub, Stefan/Scheuss, Sonja/Schaub, Milly (2006): Die gute Figur mit der kohlenhydrat- und säurearmen Ernährung nach Schaub, CH-Maienfeld: Verlag Pro Salute

[71] Schurr, Avital (2006): Lactate: the ultimate cerebral oxidative energy substrate? Journal of Cerebral Blood Flow & Metabolism (2006) 26, S. 142-152

[72] Sears, Barry/Lawren, Bill (2000): Das Optimum: Die Sears-Diät. Für optimale körperliche und geistige Leistungsfähigkeit, München: Econ

[73] Speth JD, Spielmann KA: Energy source, protein metabolism, and hunter-gatherer subsistence strategies, Journal of Anthropological Archaeology 1983/2/pages 1-32

[74] SpiegelOnline (2004): Fett fürs Hirn. Babyspeck macht schlau, 18.02.2004, http://www.spiegel.de/wissenschaft/mensch/fett-fuers-hirn-babyspeck-macht-schlau-a-286943.html

[75] Stefansson Vilhjalmur (1960): The Fat of the Land, New York: The Macmillan Company

[76] Stern.de (2012): Essen ist die beste Diät. Migräniker sollen auf regelmäßige Attacken achten, wenn sie Attacken vorbeugen wollen, http://www.stern.de/gesundheit/gesundheitsnews/ernaehrung-essen-ist-die-beste-diaet-622187.html

[77] Strahlman, R. Scott (2006): Can Ketosis Help Migraine Sufferers? A Case Report. Headache: The Journal of Head and Face Pain. Volume 46, S. 182

[78] Strunz, Ulrich (2008): Die neue Diät. Fit und schlank durch Metabolic Power, München: Heyne

[79] Summ, Ursula (2010): Trennkost. Das Abnehmprogramm, 3. Auflage, Stuttgart: Trias

[80] Taubes, Gary (2011): Why We Get Fat. And What to Do About It, New York: Anchor Books

[81] Vaas, Rüdiger (2002): Der Intelligenzsprung – Das menschliche Gehirn hat
      sich in den letzten rund drei Millionen Jahren drastisch vergrößert. Evoluti-
      onsforscher sind den ökologischen und sozialen Ursachen auf der Spur, Bild
      der Wissenschaften, 08 / 2002, S. 30-39

[82] Vany, Arthur de (2012): Die Steinzeit-Diät: So kriegen Sie Ihr Fett weg –
      natürlich fit, schlank und gesund wie vor 200.000 Jahren, Kulmbach: Bör-
      senmedien

[83] Veech RL (2004): The therapeutic implications of ketone bodies: the effects
      of ketone bodies in pathological conditions: ketosis, ketogenic diet, redox
      states, insulin resistance, and mito-chondrial metabolism, Prostaglandins
      Leukot Essent Fatty Acids. 2004 Mar;70(3): S. 309-19

[84] Westman, Eric C./Phinney, Stephen D./Volek, Jeff S. (2011): Die aktuelle
      Atkins-Diät. Das Erfolgsprogramm von Ärzten optimiert. München: Gold-
      mann

[85] Wood, Philip A. (2006): How Fat Works, Cambridge MA: Harvard Univer-
      sity Press

[86] Worm, Nicolai (2009): LOGI-Methode. Glücklich und schlank, 8. Auflage,
      Lünen: Systemed

[87] Worm, Nicolai (2000): Syndrom X oder Ein Mammut auf den Teller! Mit
      Steinzeitdiät aus der Ernährungsfalle, Bern: Hallwag

[88] Zimmet, P./Thomas, C. R. (2003): Genotype, obesity and cardiovascular
      disease--has technical and social advancement outstripped evolution? J In-
      tern Med. 2003 Aug;254(2); S. 114-125

Über den Autor

Peter Mersch, Jahrgang 1949, ist Systemanalytiker und Zukunftsforscher. Seine Forschungsschwerpunkte liegen in den Gebieten Migräne, Evolutionstheorie, soziokulturelle Evolution, Demografie und Soziologie.

Von ihm stammen die Systemische Evolutionstheorie, das Familienmanager-Konzept und die energetische Migränetheorie.

Daneben beschäftigt er sich mit den Ursachen der Übergewichts- und Demenzepidemie. Auch dazu hat er eigene theoretische und praktische Konzepte vorgelegt.

Seit 2004 betreibt er das Migräneportal www.migraeneinformation.de.

Ebenfalls von Peter Mersch:

Migräne. Heilung ist möglich

Immer mehr Menschen leiden unter Migräne, einer Krankheit mit quälenden Kopfschmerzen und zum Teil schweren neurologischen Symptomen. Allein in Deutschland geht man von 6 bis 8 Millionen Betroffenen aus, darunter eine zunehmende Zahl kleiner Kinder.

Peter Mersch zeigt auf, dass es sich bei Migräne keineswegs – wie von der Schulmedizin behauptet – um eine unheilbare neurologische Erkrankung handelt, sondern um temporäre energetische Krisen im Gehirn, in vielen Fällen verursacht durch eine zu kohlenhydratreiche Ernährung.

Die Umstellung der Energieversorgung des Gehirns vom Kohlenhydratstoffwechsel auf den leistungsfähigeren Fettstoffwechsel war die Voraussetzung dafür, dass das Gehirn des Menschen in der Altsteinzeit wachsen konnte. Mit Einführung des Getreides im Neolithikum und dem späteren Siegeszug des Zuckers erfolgte eine immer stärkere Regression der Energieversorgung des Gehirns auf den labileren Kohlenhydratstoffwechsel, womit viele Menschen nicht zurechtkommen. Die Folge sind Unterzuckerungen und andere sporadische zerebrale Mangelsituationen, die dann zu den Migräneattacken führen.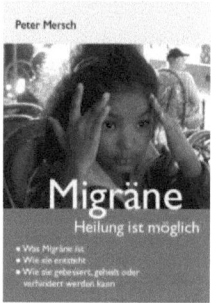

Das Buch stellt dar, wie durch Umstellung auf eine Ernährung, die den energetischen Anforderungen des Gehirns entspricht, und andere Lebensstilmaßnahmen Migräne deutlich gebessert oder sogar geheilt werden kann.

Norderstedt, Books on Demand, 2016, ISBN 9783839125311, 14,99 €

North Charleston, SC: CreateSpace, 2016, ISBN 9781477574256, 14,98 €

Erstauflage: 2006

Wie Übergewicht entsteht … und wie man es wieder los wird

Die vorherrschende Vorstellung der Medizin ist, dass Menschen in erster Linie deshalb übergewichtig werden, weil sie mehr Kalorien zu sich nehmen als sie verbrauchen. Meist wird ihnen geraten, weniger zu essen – insbesondere vom Hauptenergieträger Fett – und sich gleichzeitig mehr zu bewegen – zum Beispiel durch Sport –, um die zu viel aufgenommene Energie zu verbrauchen.

Peter Mersch zeigt demgegenüber, dass es vor allem der aus evolutionärer Sicht noch nicht ganz ausgereifte Gehirnstoffwechsel des Menschen ist, der ihn unter den heutigen Lebensbedingungen zunehmend übergewichtig werden lässt. Denn unter der modernen Zivilisationskost kann das energiehungrigste und wichtigste Organ des Menschen – das Gehirn – die vielen, im Körperfett vorgehaltenen Kalorien nicht ausreichend nutzen, sodass Menschen selbst dann wieder hungrig werden, wenn sie längst überreichlich viel Fett am eigenen Körper tragen.

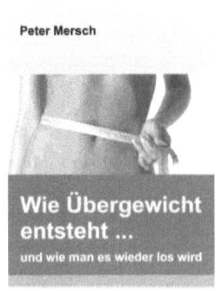

Ursache des Problems ist also weder die zu reichliche Fettspeicherung noch die mangelhafte Fettmobilisierung bei den Übergewichtigen, wie es die meisten Diäten und Ernährungsexperten behaupten, sondern die unzureichende Nutzung der in den Fettdepots gespeicherten Energien. Damit lässt sich insbesondere der epidemische Charakter der globalen Übergewichtswelle gut erklären.

Der Autor schließt seine Ausführungen mit einer Erläuterung verschiedener Lebensstilmaßnahmen und Ernährungsweisen zur Vermeidung und Reduzierung von Übergewicht, an deren Grundprinzipien er sich seit mehr als 20 Jahren selbst hält. In diesem Zuge analysiert er zahlreiche Ernährungsprogramme zur Gewichtsabnahme wie die Atkins-Diät, South-Beach-Diät, Lutz-Diät, ketogene Diät, anabole Diät, Dukan-Diät, 17-Tage-Diät, GLYX-Diät, Montignac-Methode, LOGI-Methode, Sears-Diät, Trennkost, Schlank im Schlaf, KFZ-Diät, Steinzeiternährung, FDH, Low-Fat etc. und beschreibt deren Eigenschaften und Wirkmechanismen.

Norderstedt: Books on Demand, 2018, ISBN 9783748137177, 8,95 €

North Charleston, SC: CreateSpace, 2012, ISBN 9781477551721, 8,95 €

Klüger werden und Demenz vermeiden. Wie sich beides für Jung und Alt erreichen lässt!

Ein Buch, das Ihnen zeigt, wie Sie auf natürliche Weise Ihre Intelligenz verbessern und die Leistungsfähigkeit Ihres Gehirns bis ins hohe Alter erhalten können.

Es richtet sich an Jung und Alt, aber auch an Eltern von kleineren Kindern.

Mit Mitte dreißig war der Autor aufgrund seiner jahrzehntelangen schweren Migräneerkrankung geistig und körperlich bereits so sehr erschöpft, dass er sich kaum mehr konzentrieren konnte, unter Schlafstörungen litt und bei den kleinsten Anstrengungen und Aufregungen Kopfschmerz-, Schwindel- und Panikattacken bekam. Daneben plagten ihn chronische Müdigkeit, Depressionen und rheumatische Beschwerden. Von den Ärzten war kaum mehr Hoffnung zu erwarten, da er im medizinischen Sinne als austherapiert galt. Wenig später fand er heraus, was er – wie vermutlich die meisten Menschen in unserer Gesellschaft ebenso – seit Anbeginn seines Lebens falsch machte. Heute, mit über 60 Jahren, erarbeitet er eigenständige kreative Lösungen zu äußerst komplexen wissenschaftlichen Problemstellungen, wie es die von ihm entwickelte „Systemische Evolutionstheorie" beispielhaft demonstriert.

Das Buch wendet sich an alle, die ihre vorhandene Konzentrationsfähigkeit weiter verbessern und sich ihre kognitiven Fähigkeiten bis ans Lebensende erhalten möchten. Es macht Mut und Hoffnung, da es zeigt, dass man mit den geeigneten Maßnahmen selbst im Alter noch deutlich klüger und kreativer werden kann.

Der Autor lässt anklingen, dass die im Buch vorgeschlagenen Verhaltens- und Lebensstilmaßnahmen ein erhebliches Kostensenkungspotenzial im Gesundheitssystem besitzen können.

Norderstedt, Books on Demand, 2018, ISBN 9783748138112, 8,95 €

North Charleston, SC: CreateSpace, 2012, ISBN 978-1480254893, 8,95 €

Was ist Leben? Mit den Augen des Systemtheoretikers betrachtet

Alles Leben ist absolute und komparative Kompetenzverlustvermeidung. So lautet die physikalisch und systemisch begründbare *Grundannahme der Systemischen Evolutionstheorie* zum Verhalten von Lebewesen, mit der sich buchstäblich die gesamte belebte Welt rekonstruieren lässt, von den Überlebensstrategien einfachster Lebewesen über das Nachwuchsverhalten in modernen Zivilisationen und die Evolution der Technik bis hin zum Migrationsverhalten von Zuwanderern.

Die Überlegungen und Ausführungen des Buches fußen maßgeblich auf Ideen, Erkenntnissen und Betrachtungen von Peter W. Atkins, Arieh Ben-Naim, Richard Dawkins, Murray Gell-Mann, Eva Jablonka, Daniel Kahneman, Paul Krugman, Erwin Schrödinger, Gerhard Vollmer und anderen. Das daraus resultierende evolutionäre Welt- und Menschenbild ist von Grund auf naturalistisch. Es kommt ohne die Annahme eines Welten- oder Menschenschöpfers aus. Und es steht im Widerspruch zu der in den Sozialwissenschaften auf breite Zustimmung stoßenden antibiologistischen Gleichheitsideologie. Eine Konsequenz aus der *Grundannahme der Systemischen Evolutionstheorie* ist nämlich, dass Gleichheit für Menschen von eher nachrangiger Bedeutung ist. Stattdessen möchten sie sich gemäß ihren natürlichen 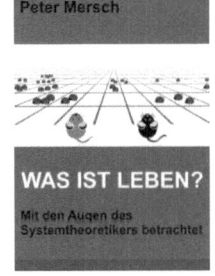 Potenzialen frei entfalten können und nicht gegenüber Vergleichsgruppen zurückfallen.

Welt- und Menschenbilder gibt es allerdings viele. Die Vorteile des im Buch präsentierten evolutionären Modells sind sein enormes Erklärungspotenzial und dass es sich wie kaum ein anderes sowohl naturalistisch begründen als auch empirisch belegen lässt.

Norderstedt: Books on Demand, 2018, ISBN 9783744885881, 16,95 €

Reiskirchen: Independent. Published, 2018, ISBN 9781720084419, 16,95 €

Die Familienmanagerin. Kindererziehung und Bevölkerungspolitik in Wissensgesellschaften

Prof. Dr. Franz Xaver Kaufmann: *„Das Plädoyer für eine Professionalisierung von Familientätigkeiten hat vieles für sich. Manche werden einwenden, das Familienmanager-Konzept leiste einer Deinstitutionalisierung von Familie weiter Vorschub. Auf jeden Fall spricht der konsequente Vorschlag aber eine bisher kaum bedachte Dimension in der Diskussion um die prekäre Nachwuchssicherung an."*

Die entwickelten Länder sind geprägt von einer Armut an und unter Kindern, beschönigend auch demographischer Wandel genannt.

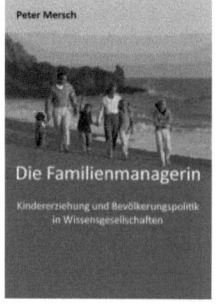

Peter Mersch zeigt auf, dass es in Wissensgesellschaften eine Kernaufgabe des Staates ist, für eine quantitative und qualitative Nachwuchssicherung und damit für eine nachhaltige Bevölkerungsentwicklung zu sorgen, andernfalls wird die Zukunftssicherung vernachlässigt und es kommt zu einer Verletzung des Prinzips der Generationengerechtigkeit.

Effizient erfüllen ließe sich die Aufgabe durch eine Professionalisierung von Familienarbeit, die über eine Besteuerung von Kinderlosen zu finanzieren wäre. Das Fazit des Autors ist: Das demographische Problem der entwickelten Länder ist lösbar, allerdings ganz anders, als es bislang versucht wurde.

Norderstedt: Books on Demand, 2017, ISBN 9783741291845, 12,99 €; eBook: 8,99 € (Originalausgabe: 2006)